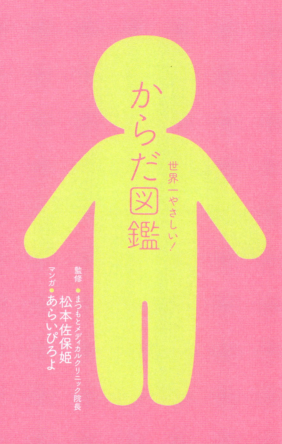

# 世界一やさしい! からだ図鑑

監修●まつもとメディカルクリニック院長
松本佐保姫
マンガ●あらいぴろよ

新星出版社

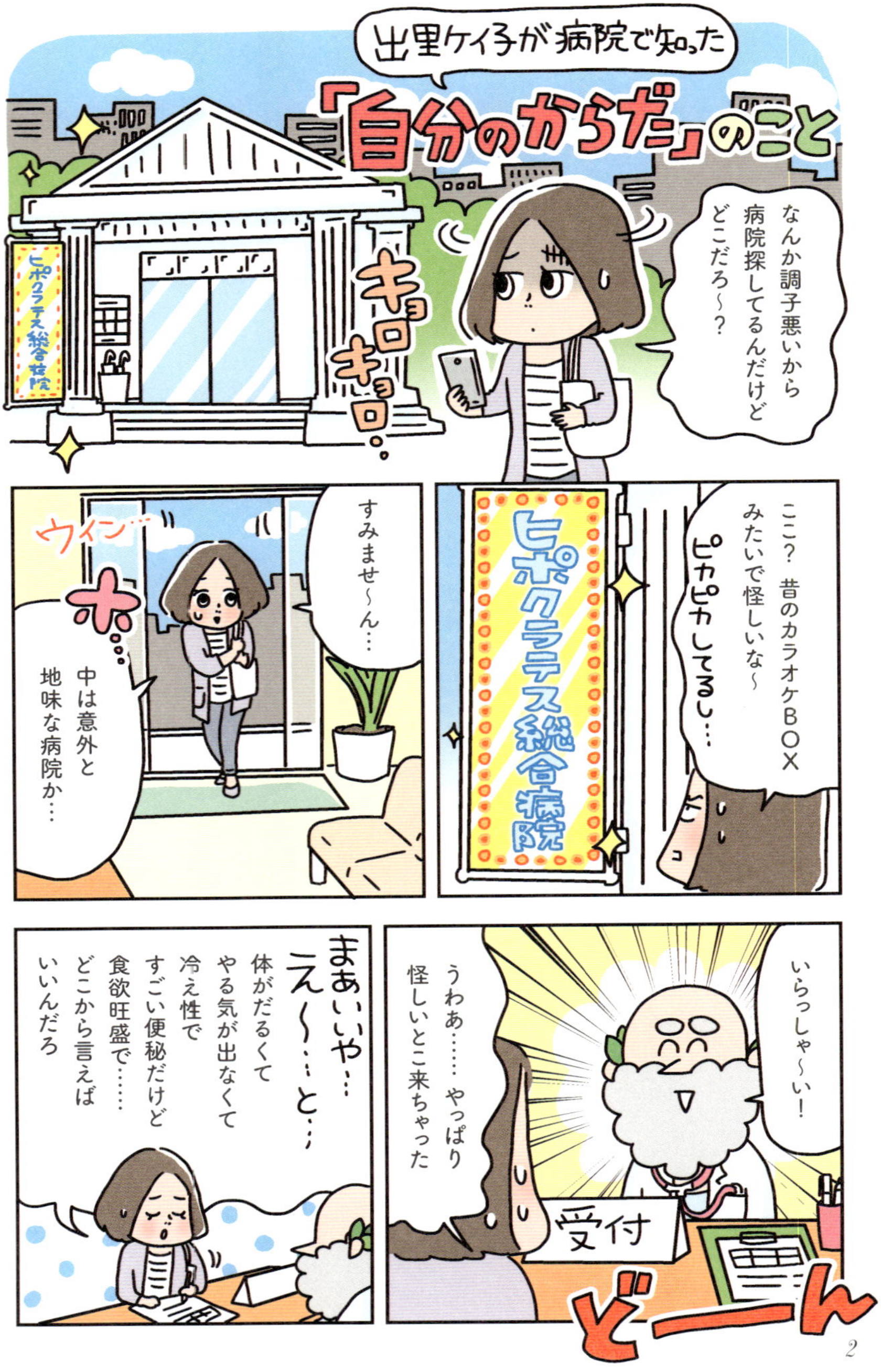
出里ケイ子が病院で知った
「自分のからだ」のこと
なんか調子悪いから病院探してるんだけどどこだろ〜？
ヒポクラテス総合病院
キョロキョロ
ここ？ 昔のカラオケBOXみたいで怪しいな〜
ピカピカしてるし…
ヒポクラテス総合病院
ウイン…
ホッ…
すみませ〜ん…
中は意外と地味な病院か…
いらっしゃ〜い！
うわあ…… やっぱり怪しいとこ来ちゃった
受付
どーーん
まあいいや… え〜…と…
体がだるくてやる気が出なくて冷え性ですごい便秘だけど食欲旺盛で……どこから言えばいいんだろ

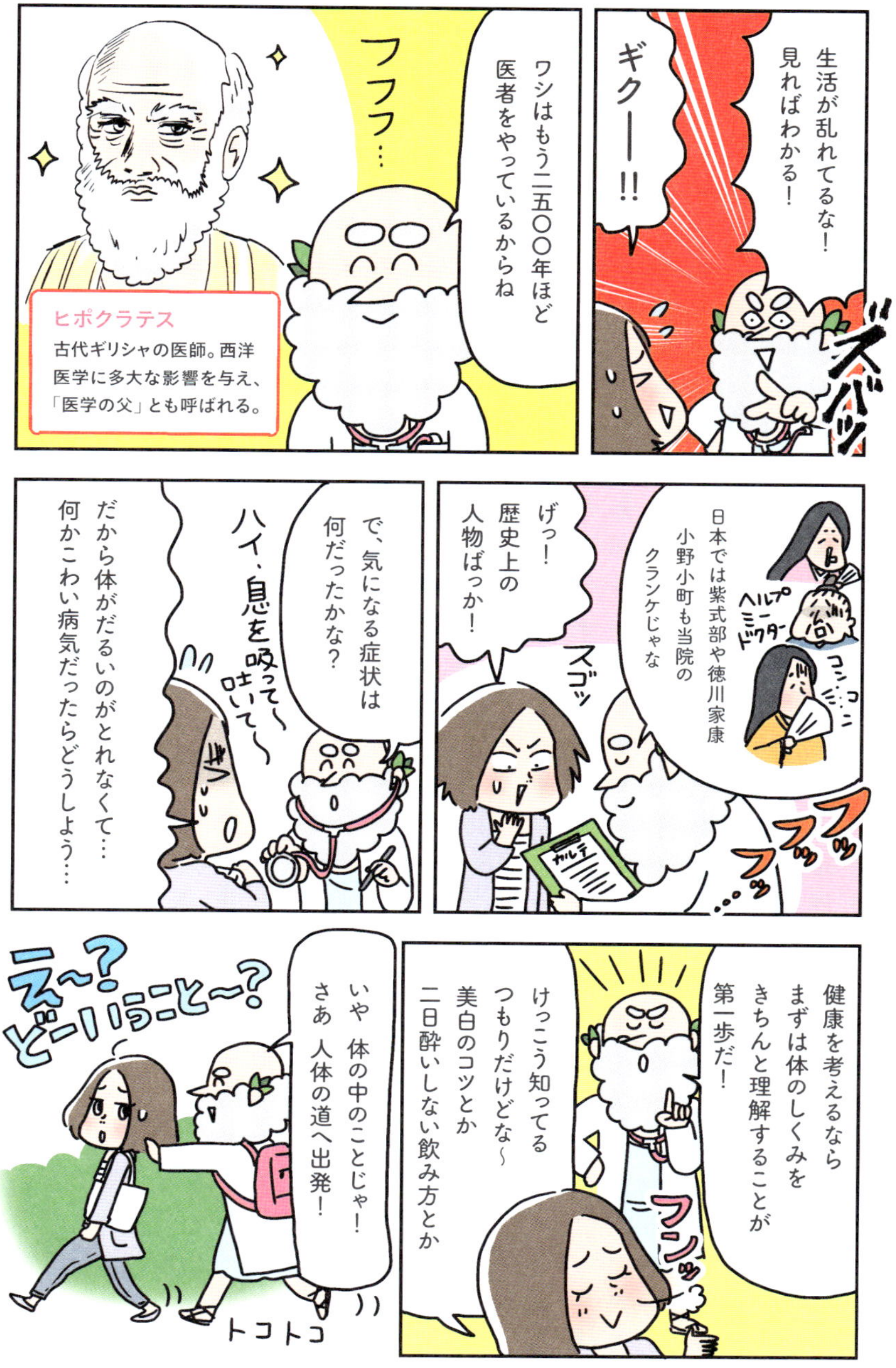
生活が乱れてるな！
見ればわかる！
ギクーー!!
ズバッ
ワシはもう二五〇〇年ほど
医者をやっているからね
フフフ…
ヒポクラテス
古代ギリシャの医師。西洋医学に多大な影響を与え、「医学の父」とも呼ばれる。
日本では紫式部や徳川家康
小野小町も当院の
クランケじゃな
ヘルプミードクター
コンコン
げっ！
歴史上の
人物ばっか！
ズゴッ
カルテ
フフフ…
で、気になる症状は
何だったかな？
ハイ、息を吸って〜吐いて〜
だから体がだるいのがとれなくて…
何かこわい病気だったらどうしよう…
健康を考えるなら
まずは体のしくみを
きちんと理解することが
第一歩だ！
けっこう知ってる
つもりだけどな〜
美白のコツとか
二日酔いしない飲み方とか
フンッ
いや 体の中のことじゃ！
さあ 人体の道へ出発！
え〜？
どーいうこと〜？
トコトコ

# はじめに

　私たちの体の中の細胞や器官は24時間たゆまずはたらき続け、私たちが意識しないところで私たちの体を支えてくれています。

　ふだん、無意識に息を吸ったり、ご飯を食べたり、泣いたり、笑ったり、眠ったりしているのですが、そんな間にも脳や心臓・腎臓・肝臓・肺・消化管などは休むことなく一生懸命はたらいています。

　そもそも人間の体の機能は、細胞レベルから各組織、器官が複雑に絡み合い、協調的にはたらいて生命を維持しています。そんな複雑な生理メカニズムが正しくはたらかなくなり、病的な状態に陥って、はじめて私たちは自分の体に目を向けます。しかし、テレビやインターネットには多くの健康情報があふれ、何が正しくて何が間違っているのか、自分の体に当てはまるのか、いたずらに不安だけあおられてしまったりします。

　本書は、私たちの体の中でたゆまずはたらき続けている細胞や各器官の基本的なメカニズムを理解し、病気の予防や治療への入り口として役立てていただきたいと願って作成した一冊です。楽しく読んでいただければ、幸いです。

松本佐保姫

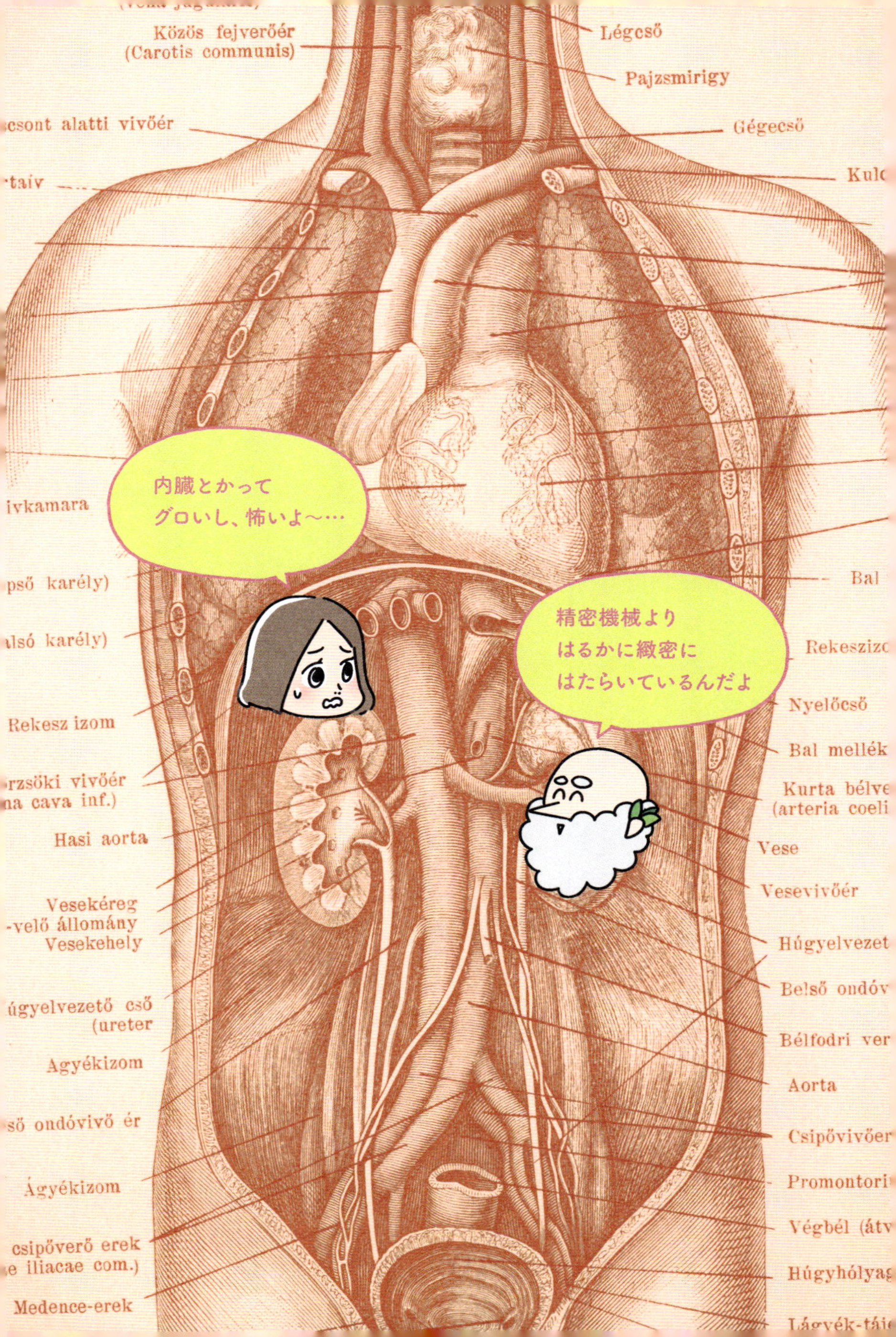

内臓とかって
グロいし、怖いよ～…
精密機械より
はるかに緻密に
はたらいているんだよ
Közös fejverőér
(Carotis communis)
csont alatti vivőér
taív
ivkamara
psö karély)
lsó karély)
Rekesz izom
rzsöki vivőér
na cava inf.)
Hasi aorta
Vesekéreg
-velő állomány
Vesekehely
úgyelvezető cső
(ureter
Agyékizom
sö ondóvivő ér
Ágyékizom
csipőverő erek
e iliacae com.)
Medence-erek
Légcső
Pajzsmirigy
Gégecső
Kulc
Bal
Rekeszizo
Nyelőcső
Bal mellék
Kurta bélve
(arteria coeli
Vese
Vesevivőér
Húgyelvezet
Belső ondóv
Bélfodri ver
Aorta
Csipővivőer
Promontori
Végbél (átv
Húgyhólyag
Lágyék-táj

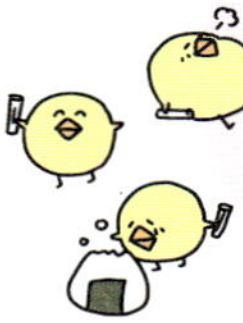

細胞ちゃん
重要文書（DNA）を運ぶという、最も大切な任務を請け負っている。



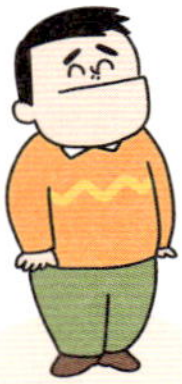

口男（あきお）
大きな口が特徴で、硬い食べものが好き。

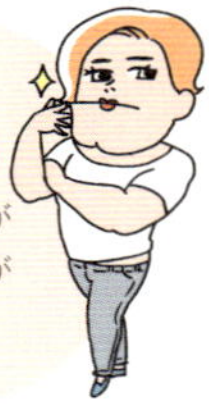

食道（しょくみち）
「飲み込み」がよく、常識があるタイプ。

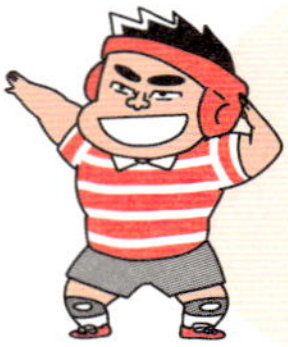

胃三郎（いさぶろう）
大食いに耐える胃袋をつくるべく、日々筋トレに励んでいる。

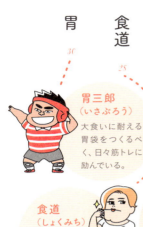

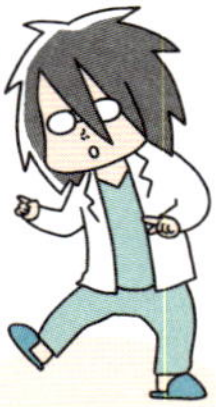

小太郎（しょうたろう）
知識の吸収がよく、かなりの秀才。

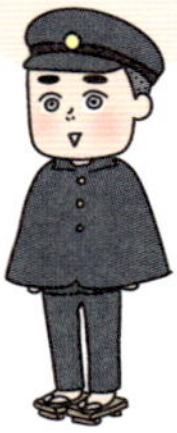

大腸（おおわた）
実直な性格の大学生。アルバイトで腸内細菌の管理をしている。

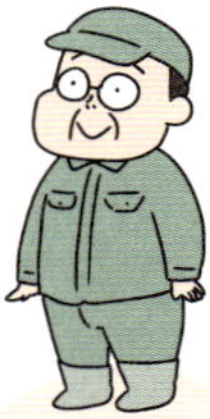

かん蔵さん
「肝臓工場」の工場長。酒好きだが二日酔い対策はバッチリ。

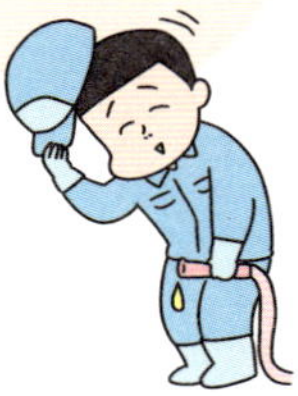

すい蔵くん
地味な存在だが、実はとても重要な仕事をしている。

3章
## 循環器系
「血がめぐる！」 55

血液 58

赤血球ちゃん
まん丸い顔が人気のゆるキャラ。実は数ヵ月おきに入れ代わっている。

血管 60

心臓 64

ハートちゃん
赤血球ちゃんとは違い終身雇用制なので、自分のペースを守ってはたらく。

リンパ 66

リンパちゃん
美人セラピスト。細菌やウイルスと戦う女戦士でもある。

水戸ちゃん
天真爛漫でズバッとした物言いだが、どこか憎めない。

タンタン
「胆汁」は、かん蔵さんの「肝臓工場」から毎日新鮮なものを仕入れている。

4章
## 泌尿器系
「おしっこを出す！」 71

腎臓 74

まめ子
実は双子の妹がいる。噂話が好き。

膀胱 78

ボー子
大のビール党。女の子なのにビール腹なのが悩み。

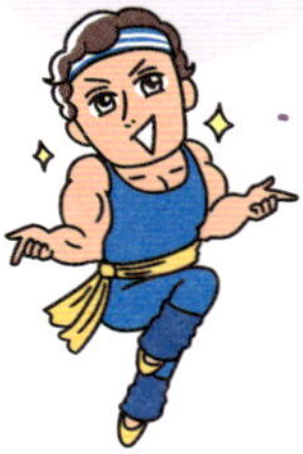

マイケルくん

サービス精神旺盛でピエロを演じがちだが、実は愛妻家のジェントルマン。

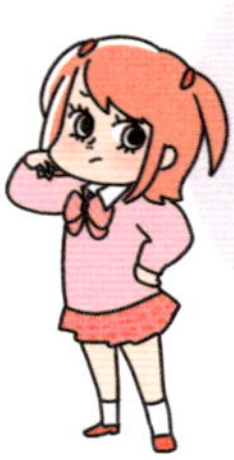

ナンシーちゃん

気分が変わりやすいが、まわりのみんなはそれをよく知っていて、うまく付き合っている。



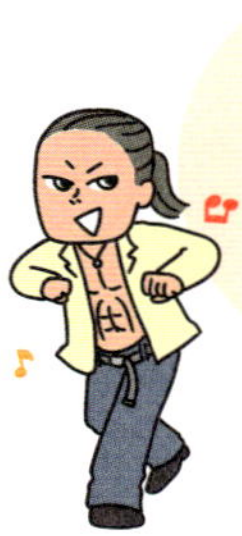

リトル・ブレイン

運動神経バツグンのダンサー。あらゆる芸に通じている。

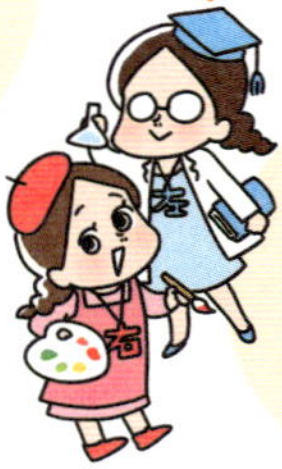

みーちゃんとひーちゃん

互いに情報をやり取りして、助け合って暮らしている。

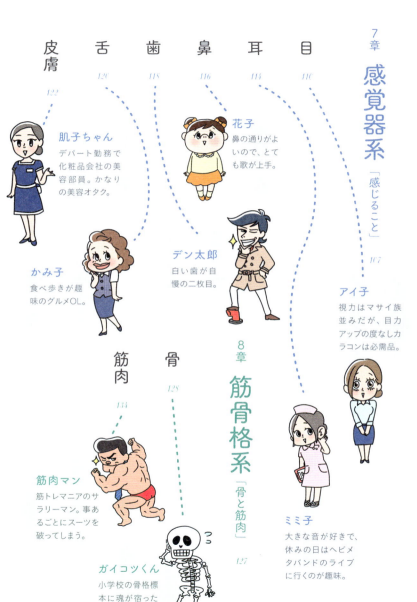

**アイ子**

視力はマサイ族並みだが、目力アップの度なしカラコンは必需品。

**ミミ子**

大きな音が好きで、休みの日はヘビメタバンドのライブに行くのが趣味。

**花子**

鼻の通りがよいので、とても歌が上手。

**デン太郎**

白い歯が自慢の二枚目。

**かみ子**

食べ歩きが趣味のグルメOL。

**肌子ちゃん**

デパート勤務で化粧品会社の美容部員。かなりの美容オタク。

**ガイコツくん**

小学校の骨格標本に魂が宿ったガイコツ。

**筋肉マン**

筋トレマニアのサラリーマン。事あるごとにスーツを破ってしまう。

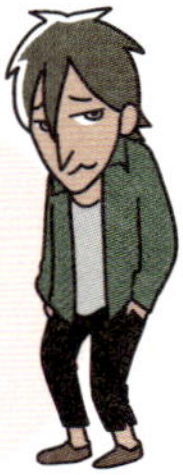

**肺双**
バンドのボーカルで、声量アップのための禁煙に成功。

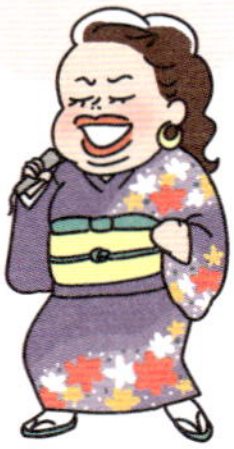

**のど美**
演歌界の大御所。たまのコンサートのほか、カラオケレッスンも行っている。

## キャラクター紹介

本書に登場するメインキャラクターの2人。

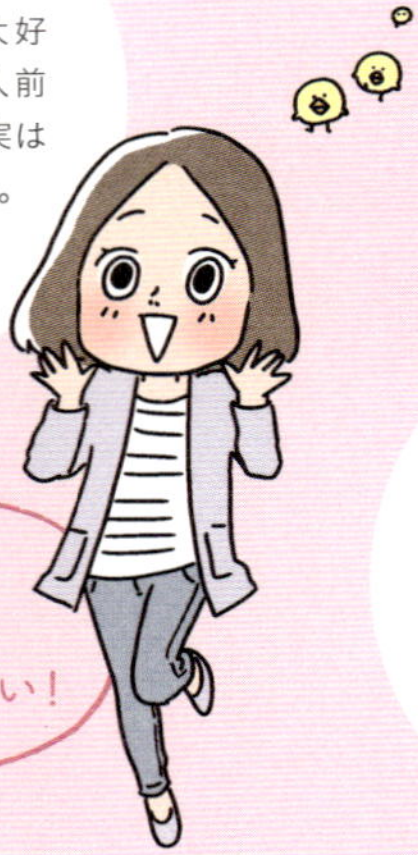

**出里ケイ子**
お酒と食べることが大好きなアラサー女性。人前ではひょうきんだが、実は繊細で体調を崩しがち。

難しいことは苦手だけど健康になりたーい！

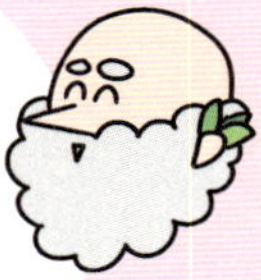

**ヒポクラテス**
（ヒポちゃん）
古代ギリシャの医師で、医者歴は2500年以上。現在はヒポクラテス総合病院の院長で、現代の医学にも詳しい。

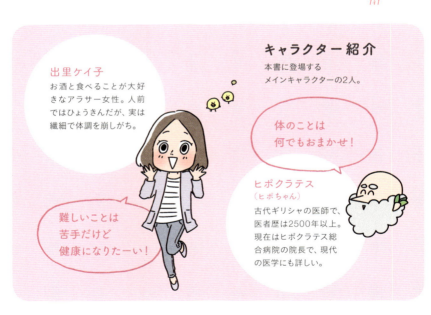

体のことは何でもおまかせ！

・本書は、体のしくみや病気について、基本的な内容を一般の方にわかりやすく解説することを目的として編集いたしました。記載した病気の内容などは、必ずしもすべての方にあてはまるものではありません。気になる症状や病気については、必ず専門家に相談してください。
・本書の内容は、初版制作時の情報に基づき編集しております。

# 1章 細胞

「からだの基本」

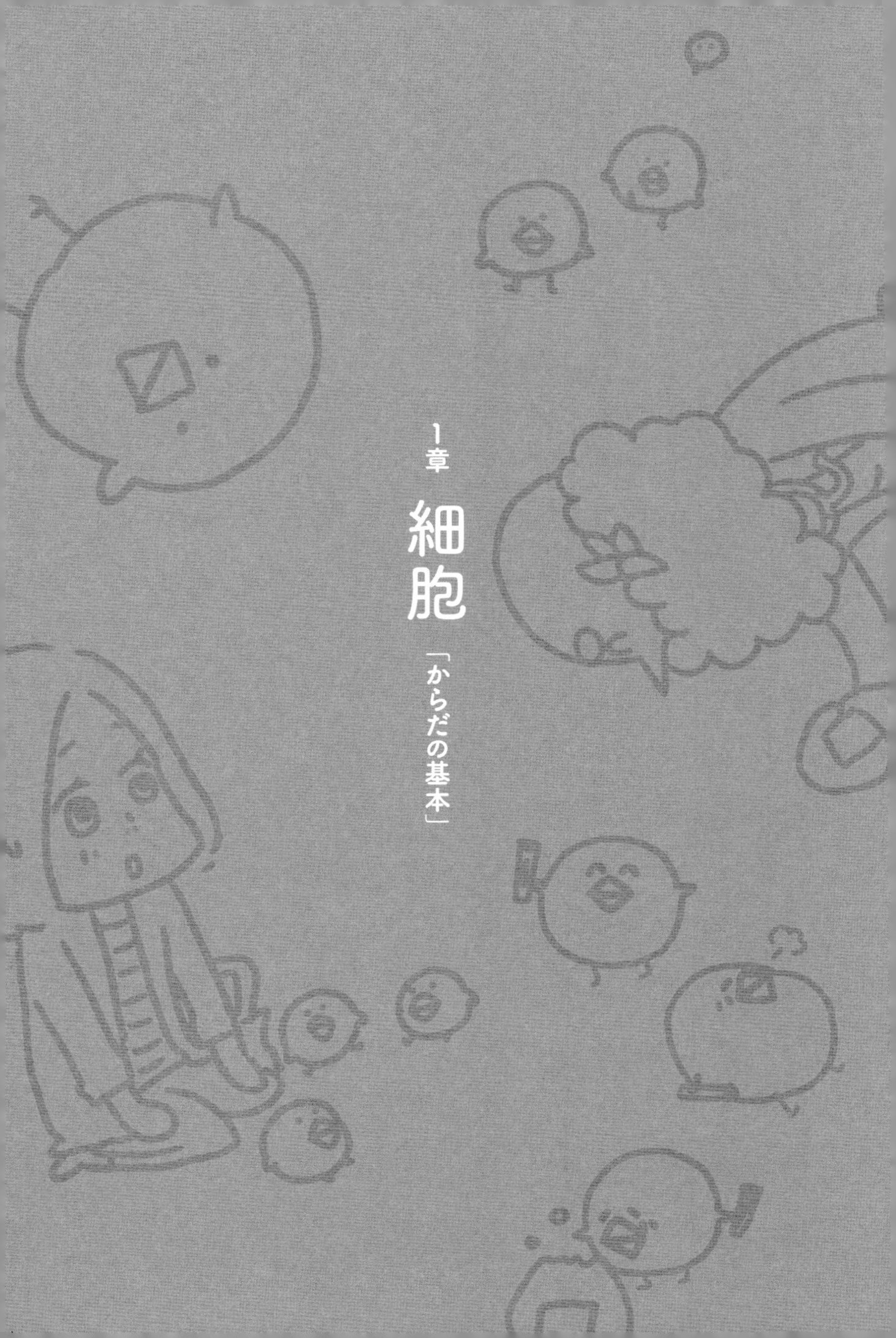

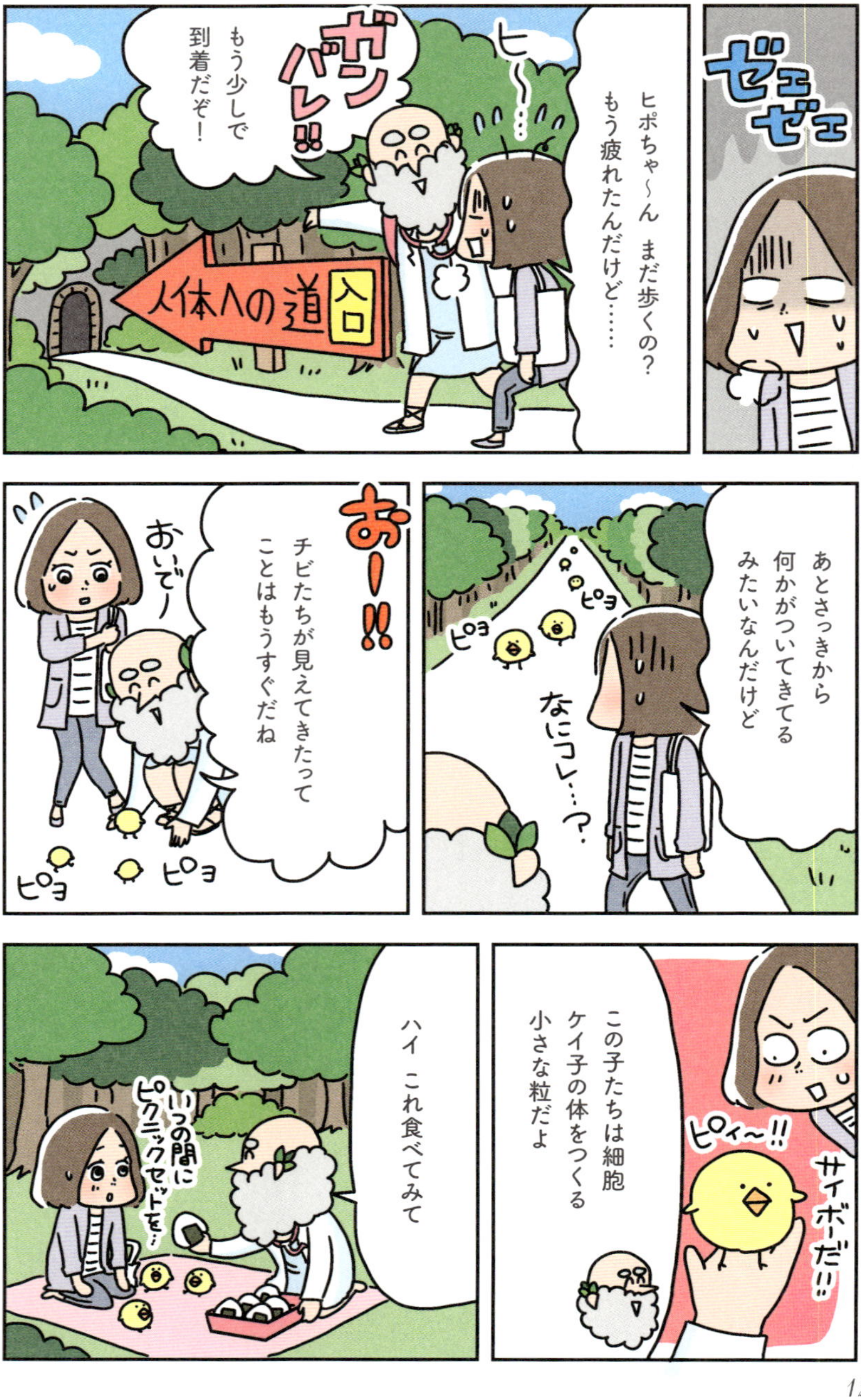
ゼェゼェ
ヒポちゃ〜ん まだ歩くの? もう疲れたんだけど……
ヒ〜…
ガンバレ!!
もう少しで到着だぞ!
人体への道 入口
あとさっきから何かがついてきてるみたいなんだけど
ピヨ
ピヨ
なにコレ…?
おー!!
チビたちが見えてきたってことはもうすぐだね
おいでー
ピヨ
ピヨ
この子たちは細胞 ケイ子の体をつくる小さな粒だよ
ピィ〜!!
サイボーだ!!
ハイ これ食べてみて
いつの間にピクニックセットを…

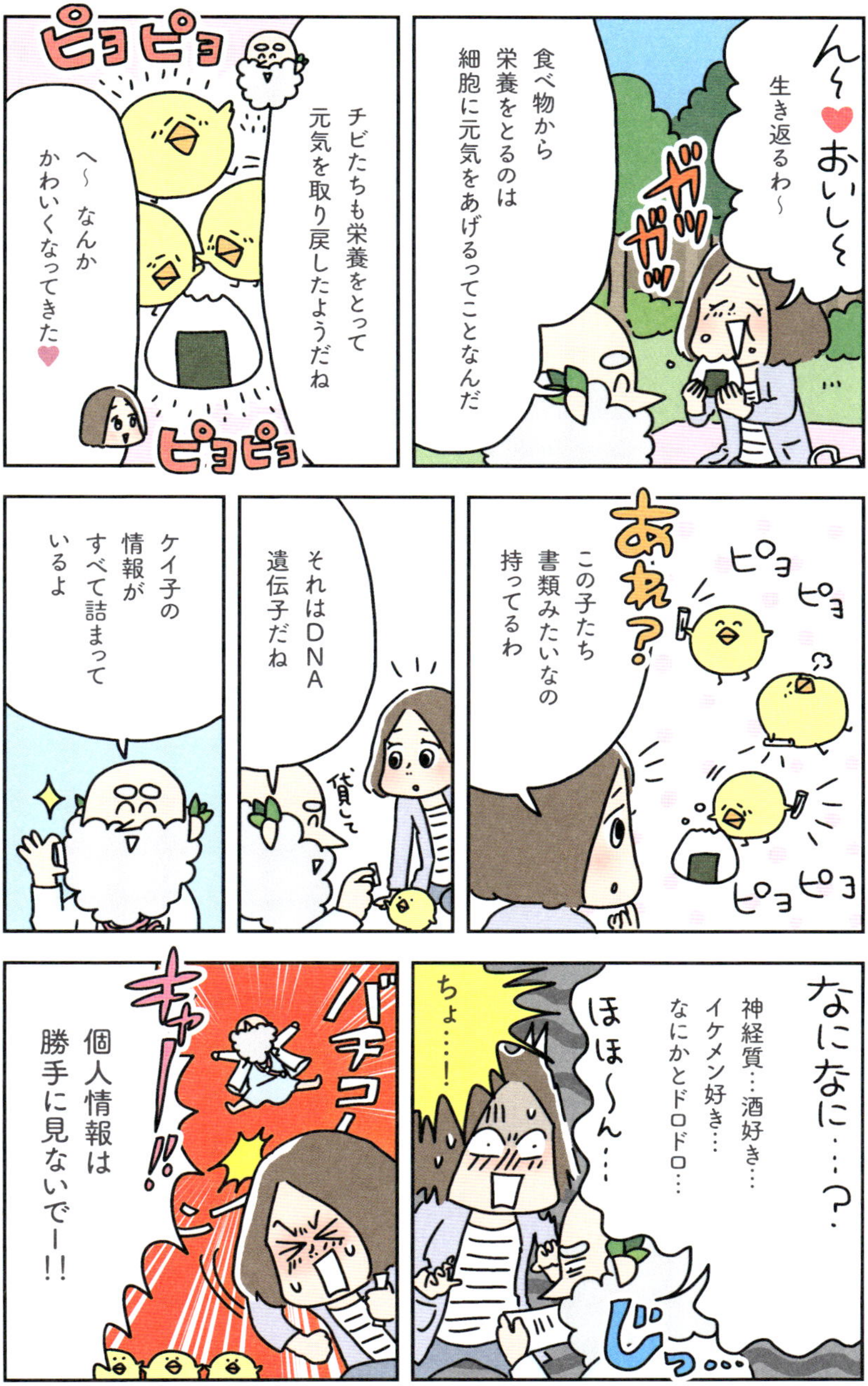

ん〜♥おいしく〜
生き返るわ〜
ガツガツ
食べ物から栄養をとるのは細胞に元気をあげるってことなんだ
ピヨピヨ
チビたちも栄養をとって元気を取り戻したようだね
へ〜 なんかかわいくなってきた♥
ピヨピヨ
あれ？
この子たち書類みたいなの持ってるわ
ピヨ ピヨ
ピヨ ピヨ
それはDNA遺伝子だね
貸して
ケイ子の情報がすべて詰まっているよ
なになに…？
神経質…酒好き…イケメン好き…なにかとドロドロ…
ほほ〜ん…
ちょ…！
じっ…
キャー!!
バチコーン
個人情報は勝手に見ないでー!!

# 人の体は〝生命の最小単位〟の細胞でできている

私たちは毎日、呼吸をしたり、食事で栄養をとりながら生きています。なぜ、生きるためには酸素や栄養が必要なのでしょうか。これには、細胞の活動がカギをにぎっています。

人の体は細胞によってできていて、**細胞は生命の最小単位です**。その数はなんと約60兆個も存在しています。細胞は基本的に核、細胞質、細胞膜で構成されています。**核の中には遺伝子であるDNAが入っています**。DNAの情報でつくられたタンパク質が体内で活動します。また、細胞質の中のミトコンドリアでは、ブドウ糖と酸素を使って、体のエネルギー源になるATPがつくられています。人間の活動に十分なATPをつくるためには、体外から酸素や栄養を取り入れる必要があります。

ところで、細胞はすべて新しく生まれ変わっていると思っていませんか。でも実際には、**常に分裂する細胞は少数派**。脳の神経細胞や心臓の心筋細胞は、少なくとも普通の状態では生まれ変わらないことが知られています。**大多数の細胞はふだんは分裂せずに、特別なときだけ分裂します**。また、決まった回数を超えると分裂できなくなります。このルールが破られてしまった状態が「がん」です。何かの拍子に細胞のDNAが変化して勝手に分裂し続け、正常な細胞を壊してしまうことがあるのです。

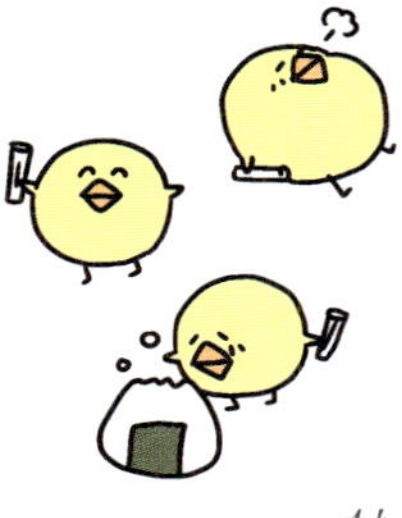

細胞ちゃん

体は小さいが、重要文書（DNA）を運ぶという、最も大切な任務を請け負っている。

# 細胞の構造とは？

生命の最小単位である細胞。
その中には、遺伝子情報を持つDNAのほか、
さまざまな小器官があり、
連携してはたらいています。

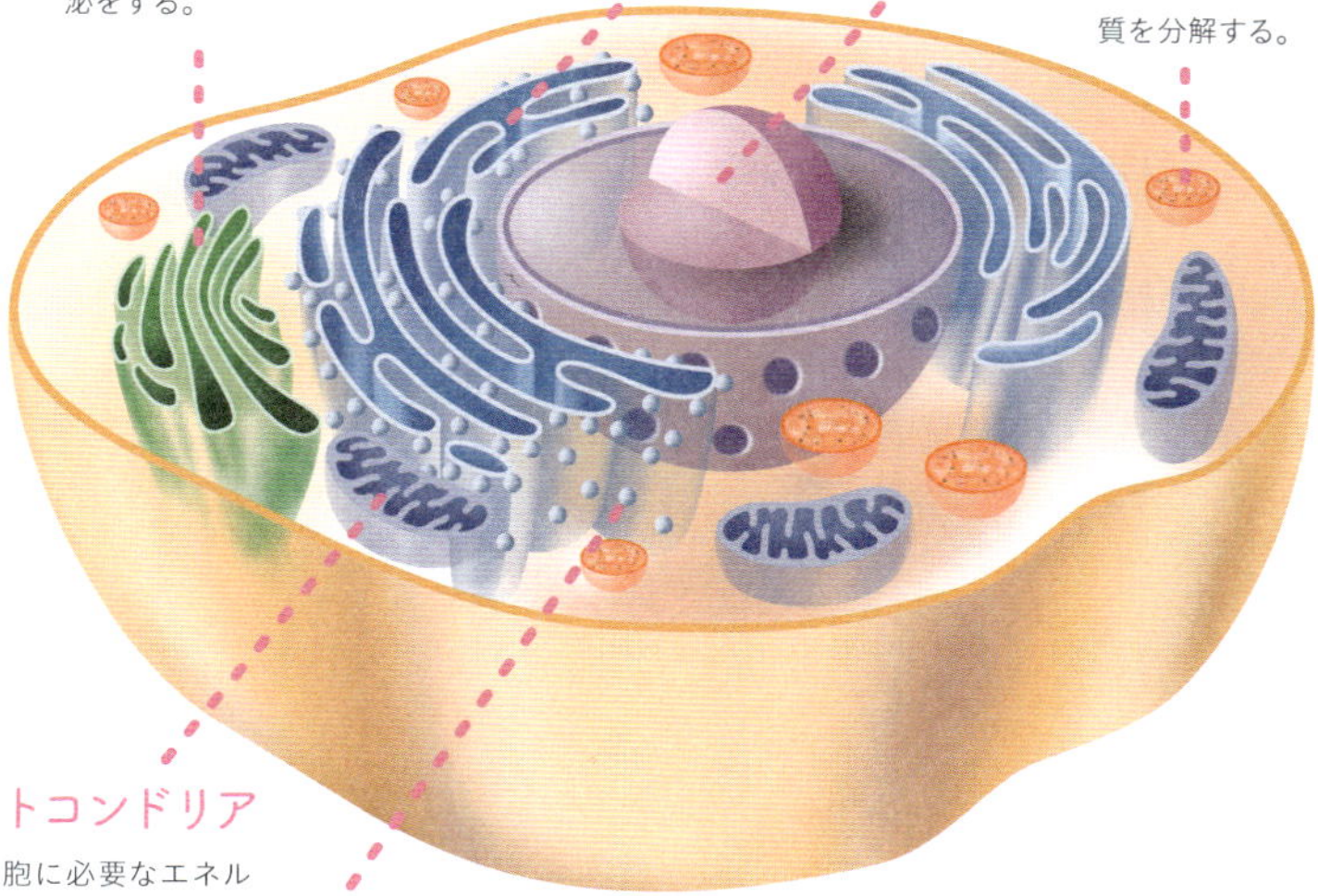

**核**
二重の核膜で包まれ、遺伝子情報を持つDNAを保有している。

**小胞体**
タンパク質・脂質を合成し、ゴルジ体へ運ぶ。

**リソソーム**
消化酵素を含み、不要になった物質を分解する。

**ゴルジ装置（体）**
タンパク質の加工・分泌をする。

**ミトコンドリア**
細胞に必要なエネルギーをつくり出す器官。

**リボソーム**
タンパク質をつくり出す器官。

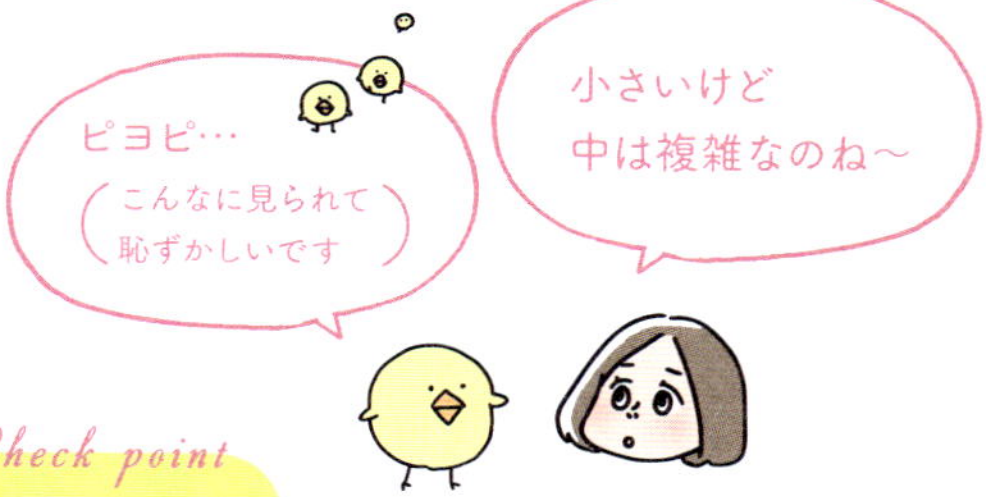
ピヨピ…
（こんなに見られて恥ずかしいです）
小さいけど中は複雑なのね～

*Check point*

**細胞質と細胞膜**

細胞膜とは、細胞の内外を隔てる膜のこと。細胞質とは、細胞の内側の核以外の部分を指します。

# 組織は同じ形や機能を持つ細胞の集まり

体を構成する細胞には、さまざまな形や機能があります。同じ系統の細胞同士がグループを作っています。それが組織です。会社にたとえれば、人事課や経理課、営業課などのそれぞれの部署があって会社が成り立っています。体の器官も、はたらきの違う組織の組み合わせでできています。組織は上皮組織、結合組織、筋組織、神経組織の４つに分類。上皮組織は、体の外に面している組織。細胞は一層だったり重なっていたり、平らや細長いなどいろいろな形がありますが、細胞はすべて基底膜の上にのっています。そのため、基底膜の内側が体の内部とされています。皮膚の表面が上皮なのはわかりやすいですが、体の中でも、胃や腸、尿道、膀胱、子宮、卵管などは上皮細胞で覆われていますので、例えば「胃の中」は「体の外」ということになります。

結合組織は各器官の間をつないだり、埋めたり、また骨や軟骨など体を支える役割があり、必ずコラーゲン線維が含まれています。また、筋組織には自分の意志で動かせる骨格筋、内臓や血管の壁をつくり自動的にはたらく平滑筋、そして心臓をつくっている筋肉の心筋の3種類があります。最後の神経組織は、外からの情報を脳に伝え、脳からの指令を各部に伝える神経細胞の集まりです。

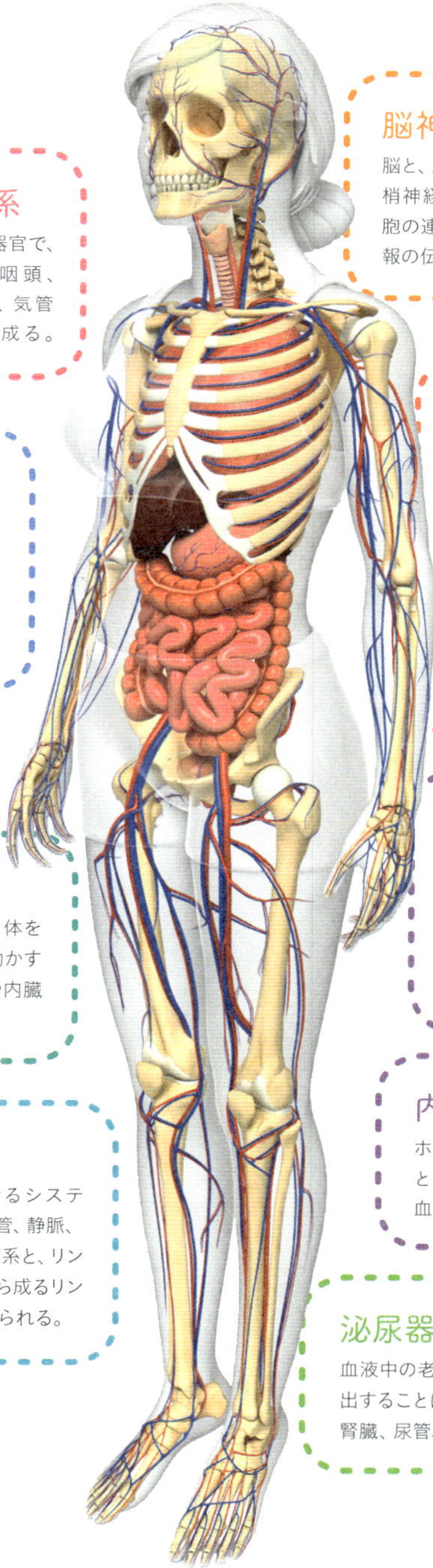

## 脳神経系

脳と、脳から直接出ている末梢神経の総称。主に神経細胞の連鎖によって作られ、情報の伝達や処理を行う。

## 呼吸器系

呼吸を行う器官で、肺、鼻腔、咽頭、喉頭、気管、気管支などから成る。

## 消化器系

食べたものを一時的に貯蔵し、消化、栄養の吸収、排出を行うための一連の器官。口、食道、胃、十二指腸、小腸、大腸、肛門の順に、一本の管から成るが、肝臓やすい臓など、消化液をつくる付属器や胆のうのように消化液を貯めておく付属器も含む。

## 感覚器系

体の内外の刺激を受け取る器官のこと。視覚器、平衡聴覚器、嗅覚器、味覚器などがある。

## 生殖器系

生殖に関わる器官系。女性では陰唇、会陰、恥丘、腟、子宮、卵管、卵巣など。男性では陰茎、陰嚢、精管、精嚢、前立腺、射精管などがある。

## 筋骨格系

運動器系ともいい、体を支える骨格と体を動かす筋肉のこと。心臓や内臓の筋は含まない。

## 内分泌系

ホルモンを分泌する器官のこと。分泌されたホルモンは、血液を通じて全身を回る。

## 循環器系

体液を循環させるシステム。動脈、毛細血管、静脈、心臓から成る血管系と、リンパ管とリンパ節から成るリンパ系に大きく分けられる。

## 泌尿器系

血液中の老廃物を尿として体外に排出することに関与する器官の総称。腎臓、尿管、膀胱、尿道から成る。

# 体液のバランスを一定に保つしくみ

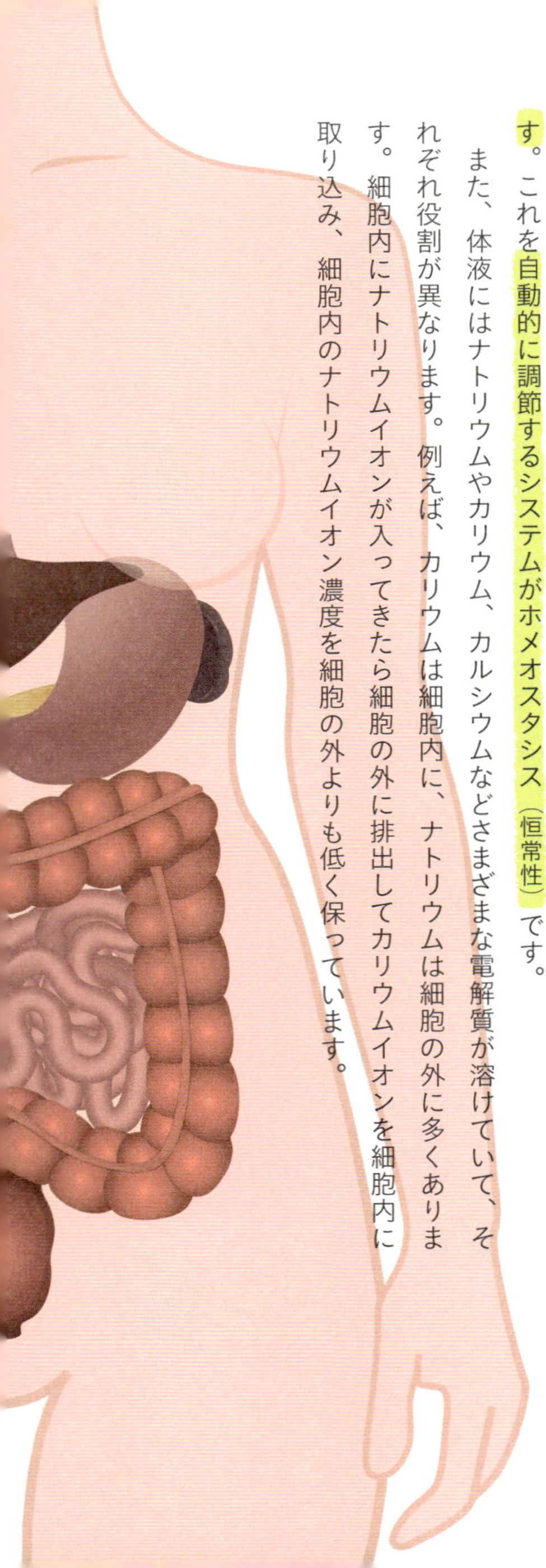

人の体を構成する一番大きな要素は何でしょうか。それは、成人で体重の約60%を占める水分です。体内の水分は、栄養や水に溶けるとイオン物質になる電解質や気体などが溶けている体液です。体液は、細胞の中にある細胞内液と、細胞の外にある細胞外液に大きく分けられます。細胞外液は血液中では血漿《けっしょう》、血管の外では間質液（組織液、組織間液）と呼ばれています。細胞が生きていくためには、細胞を取り巻く細胞外液の状態が一定に保たれる必要があります。これを自動的に調節するシステムがホメオスタシス（恒常性）です。

また、体液にはナトリウムやカリウム、カルシウムなどさまざまな電解質が溶けていて、それぞれ役割が異なります。例えば、カリウムは細胞内に、ナトリウムは細胞の外に多くあります。細胞内にナトリウムイオンが入ってきたら細胞の外に排出してカリウムイオンを細胞内に取り込み、細胞内のナトリウムイオン濃度を細胞の外よりも低く保っています。

# 食事の大きな目的は、栄養素を取り込むこと

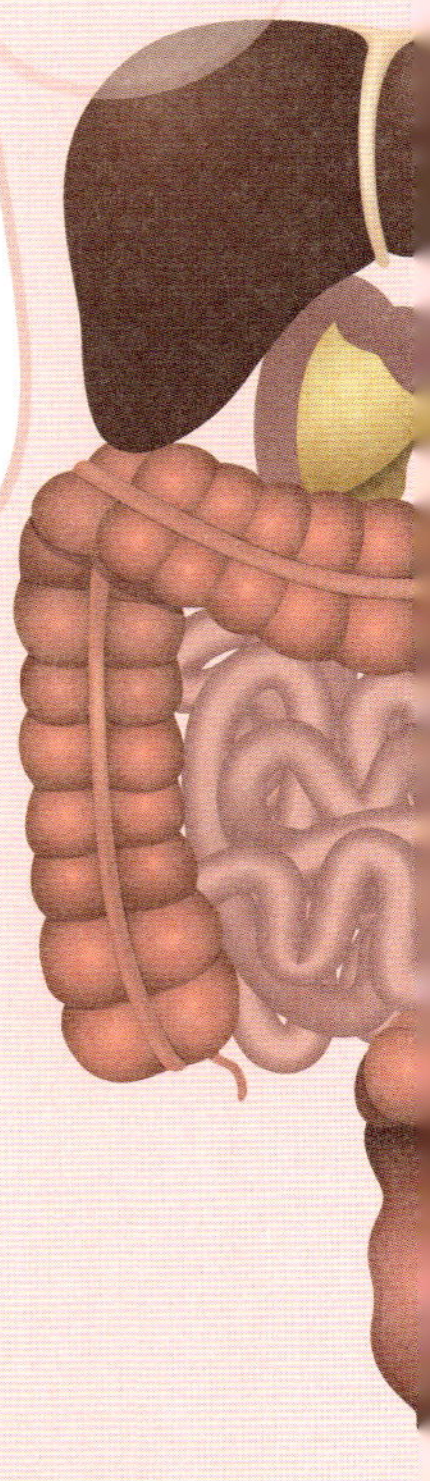

健康と食事には深い関係があります。私たちは毎日、食事をしていますが、なぜ食べなければいけないのでしょうか。

健康の面から考えると、まずエネルギー源を補給し続けること、また、体をつくるためでもあります。体を構成している細胞は代謝を行い、壊れた部分を修復しないと体の調子がどんどんおかしくなってしまいます。そのための材料が食物には含まれていて、それが栄養素です。

食事を化学的に考えると、食物に含まれている体に必要な化学物質である栄養素を体内に取り込むということになります。栄養素には、炭水化物やタンパク質、脂質、ビタミン類など、さまざまな種類があります。その栄養素の役割は大きく3つあります。1つ目は、体のエネルギー源になること。2つ目は体をつくる材料であること。そして3つ目は、エネルギー源や体の材料としての栄養素をスムーズに利用するために体の調子を整えることです。

# 体内の栄養素の代謝でエネルギーをまかなう

私たちは一般的に、一日3回の食事で必要なエネルギーをまかなっています。消化管内では食物から栄養素を盛んに吸収している吸収期と、食物がほとんどなくなって吸収が行われない空腹期があり、これらが交互に一日3回訪れます。このように、**体内で栄養素が変化する過程を中間代謝といいます**。

体の細胞はいつも活動しているため、常にエネルギーを消費しています。消化管の吸収期のときにはエネルギー不足はありませんが、空腹期のときはエネルギー不足になる可能性があります。これに備えて、吸収期には空腹期のエネルギーをまかなうだけの栄養素を摂取し、次の空腹期まで貯蔵しています。

エネルギー源として栄養素を吸収して、細胞で利用していることから、**体内の活動はエネルギーの出入りの視点でとらえることができ、これをエネルギー代謝といいます**。食物に含まれる栄養素が持つエネルギーは、体内でATPに変換されます。食物が持つエネルギーの多くが熱となって失われますが、残りはATPに保持されます。ただし、ATPを分解してエネルギーを取り出すとき、そのおよそ半分が熱として失われ、実際にエネルギーとして使われるのは、食物から摂取したエネルギーのおよそ5分の1です。

## 体内のエネルギーのしくみ

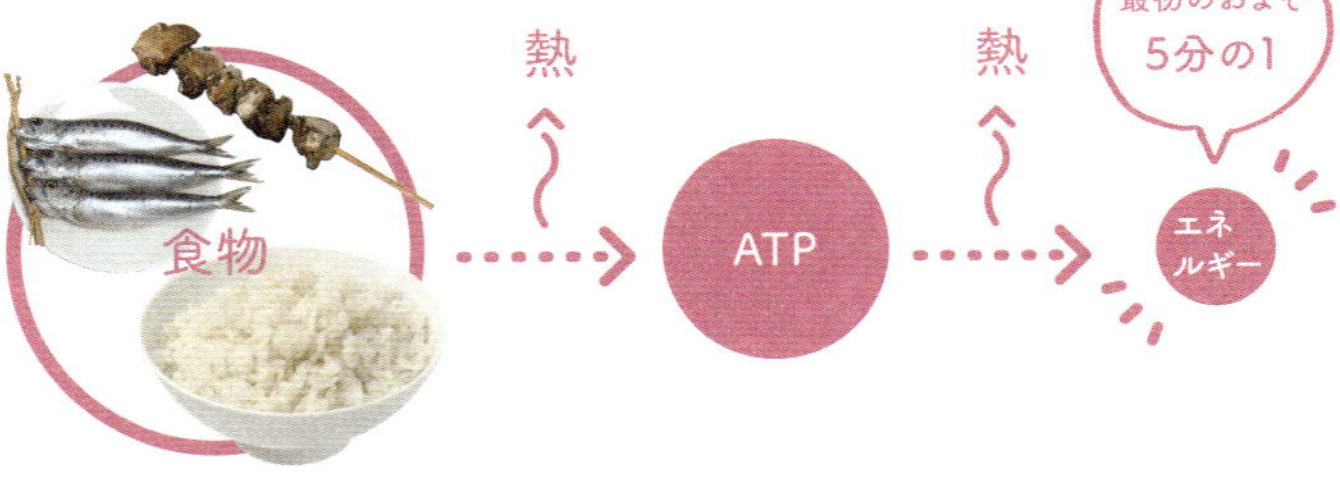

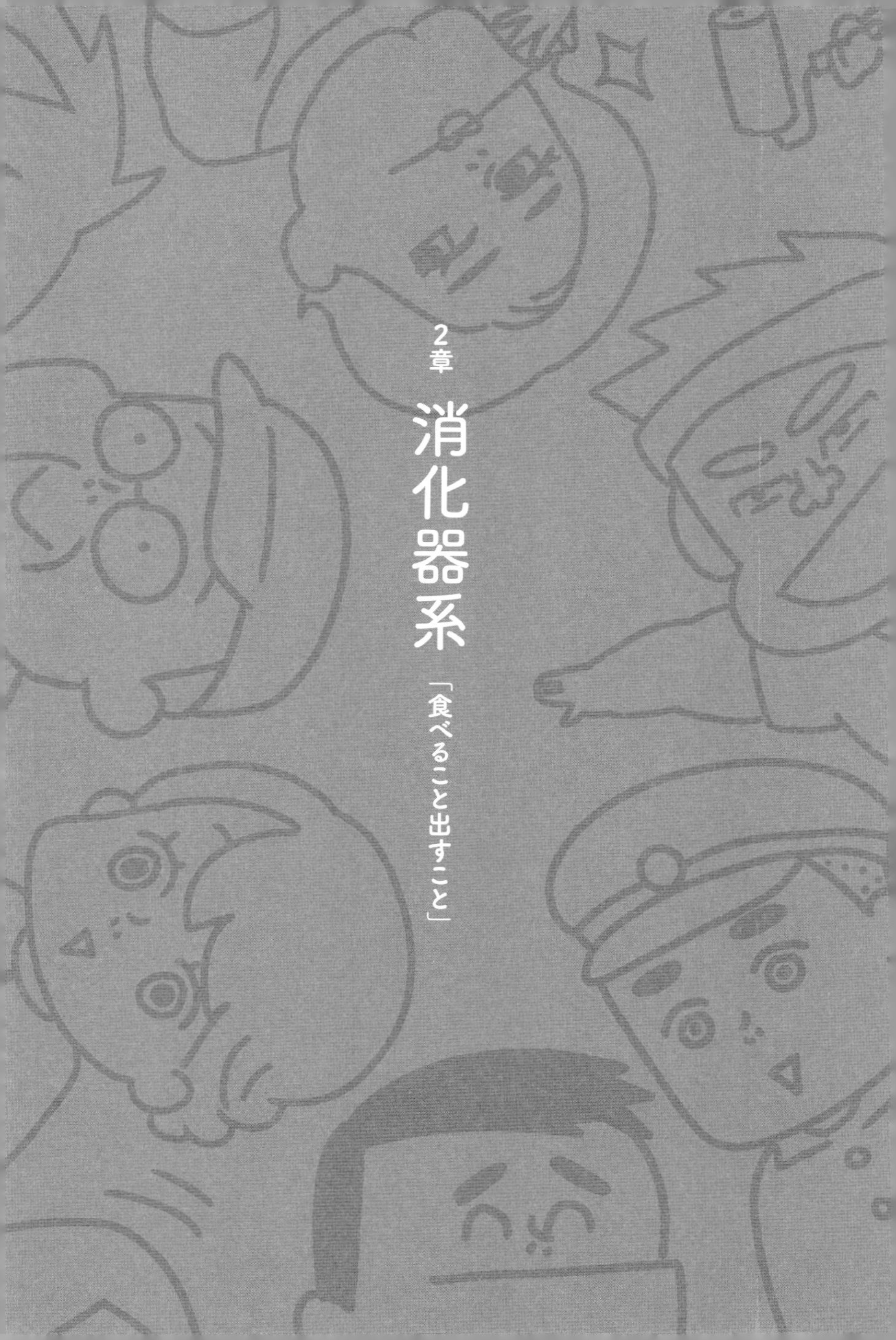

2章

# 消化器系

「食べること出すこと」

# 消化器系

## 口から肛門までつながった一本の管

口腔《こうくう》、食道、胃、腸などをまとめて消化管といいます。食物は、まず口腔でよくかまれ、十分に唾液と混ぜ合わされて、食道から胃に送られます。さらに、小腸、大腸を通過するなかで消化吸収され、残りが肛門から大便として排出されます。この流れがスムーズに行われると、消化不良を起こしにくくなります。

この一連の流れから、口から肛門までは食物の消化吸収を行う一本の管といえます。消化器は主に、この長い消化管と消化液を分泌する消化腺からできています。消化器系はそれぞれ連携してはたらいていますが、その役割とは何でしょうか。

私たちが食べた食物は、消化管に入ってもそのまま体に取り入れることはできません。食物は消化管で消化、分解しないと体に取り入れることはできないのです。これは、「体の外である消化管の中」から「体の中」に栄養を吸収しているということを意味しています。

それではなぜ、私たちは食物をそのまま体に取り入れることができないのでしょうか。それ

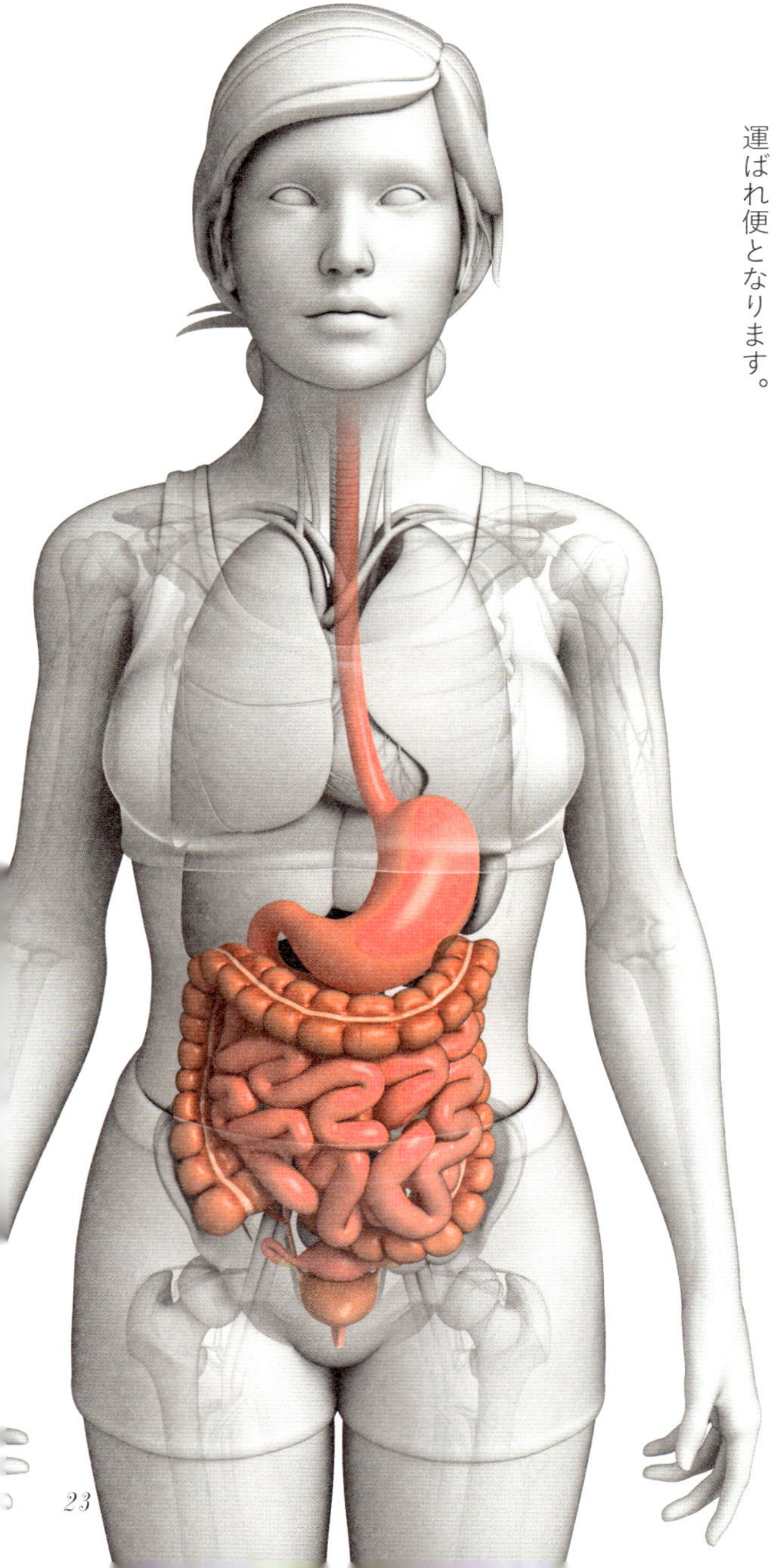

は、食品に含まれる栄養素の多くは高分子物質であり、そのままでは吸収できないからです。消化酵素で体に吸収できる低分子物質に分解し、消化してはじめて、栄養素を体の中に吸収することができるのです。消化された栄養素は、小腸の絨毛から吸収され血管内に入り、体をつくる成分やエネルギー源として利用されます。小腸で栄養素が吸収されたのち、残りは大腸に運ばれ便となります。

# 口腔

## 口腔内を潤している唾液のはたらき

口唇《こうしん》（くちびる）、頬、口蓋《こうがい》、口腔底《こうくうてい》（舌の下方）に囲まれた部分が口腔です。人体が一つの大きな消化器官とするならば、口腔はその入口にあたります。人間の口腔は唾液で潤っており、唾液が分泌されずに口腔内が乾燥すると、話すのにも不便を感じるほどです。

まず、口腔内で食べ物がかみ砕かれると唾液が出ます。唾液は視覚や嗅覚、味覚、また想像などの刺激を受けることで脳にある延髄が反応し、自律神経（交感神経と副交感神経）の指令を受けて分泌。耳下腺、顎下腺、舌下腺の3つの大きな唾液腺と、舌や頬にある無数の小さな唾液腺から分泌され、食べ物を湿らせて咀しゃくや嚥下《えんげ》をしやすくします。その成分は水と電解質、唾液アミラーゼ、ムチンなどの有機物。この中の消化酵素の一つである唾液アミラーゼが食物中の炭水化物を麦芽糖に分解します。ごはんやパンをよくかむと甘味を感じるのはこのためです。

唾液の一日の分泌量は約0・5～1・5ℓで、自律神経の影響によって増減します。心身がリラックスしたときには副交感神経が活発になり、唾液がたっぷりと分泌されます。逆にストレス

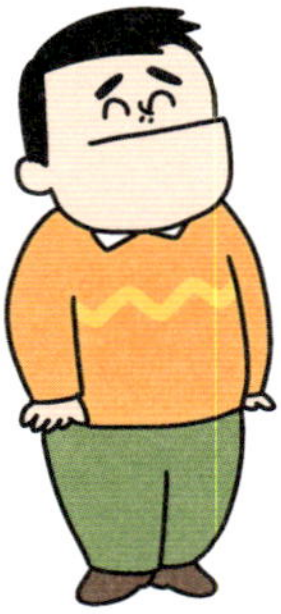

口男（あきお）

消化器系きょうだいの長男。大きな口が特徴で、硬い食べものが好き。おっとりした性格で、人間関係の潤滑油のような存在。

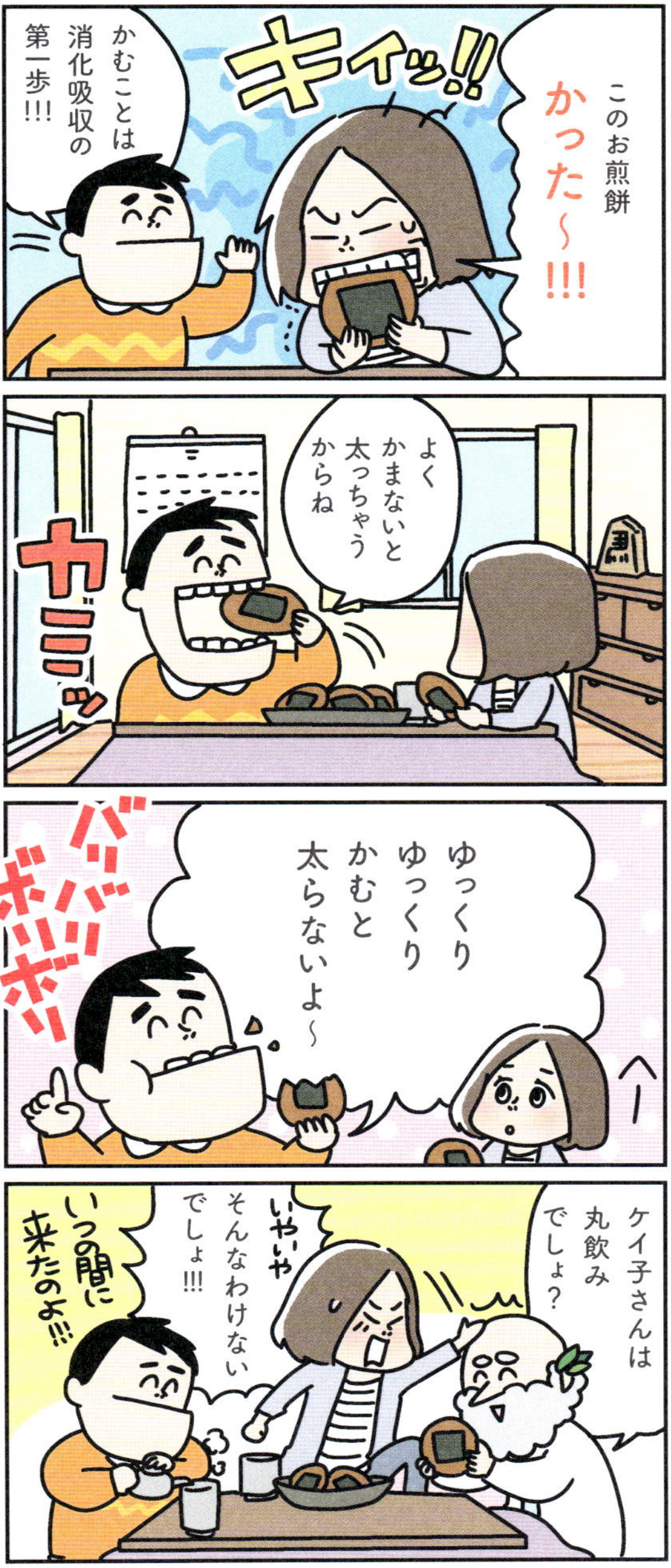
キィッ!!
このお煎餅
かった～!!!
かむことは
消化吸収の
第一歩!!!
カミッ
よく
かまないと
太っちゃう
からね
バリバリ
ボリボリ
ゆっくり
ゆっくり
かむと
太らないよ～
へー
ケイ子さんは
丸飲み
でしょ?
いやいや
そんなわけない
でしょ!!!
いつの間に
来たのよ!!!

のある状態や体調不良、加齢などによって減ることがあります。元来、唾液には口の中を潤して外部からの細菌を殺菌し、口腔内の衛生を保つはたらきがあります。減った場合は口腔内の細菌が増殖し、強い悪臭を放つイオウ化合物をつくり出す「ドライマウス口臭」につながります。さらに、繁殖した細菌によって虫歯になる可能性も高くなります。唾液の分泌を促進させて消化を助ける意味でも、食事を楽しみながらゆっくりとることは重要です。

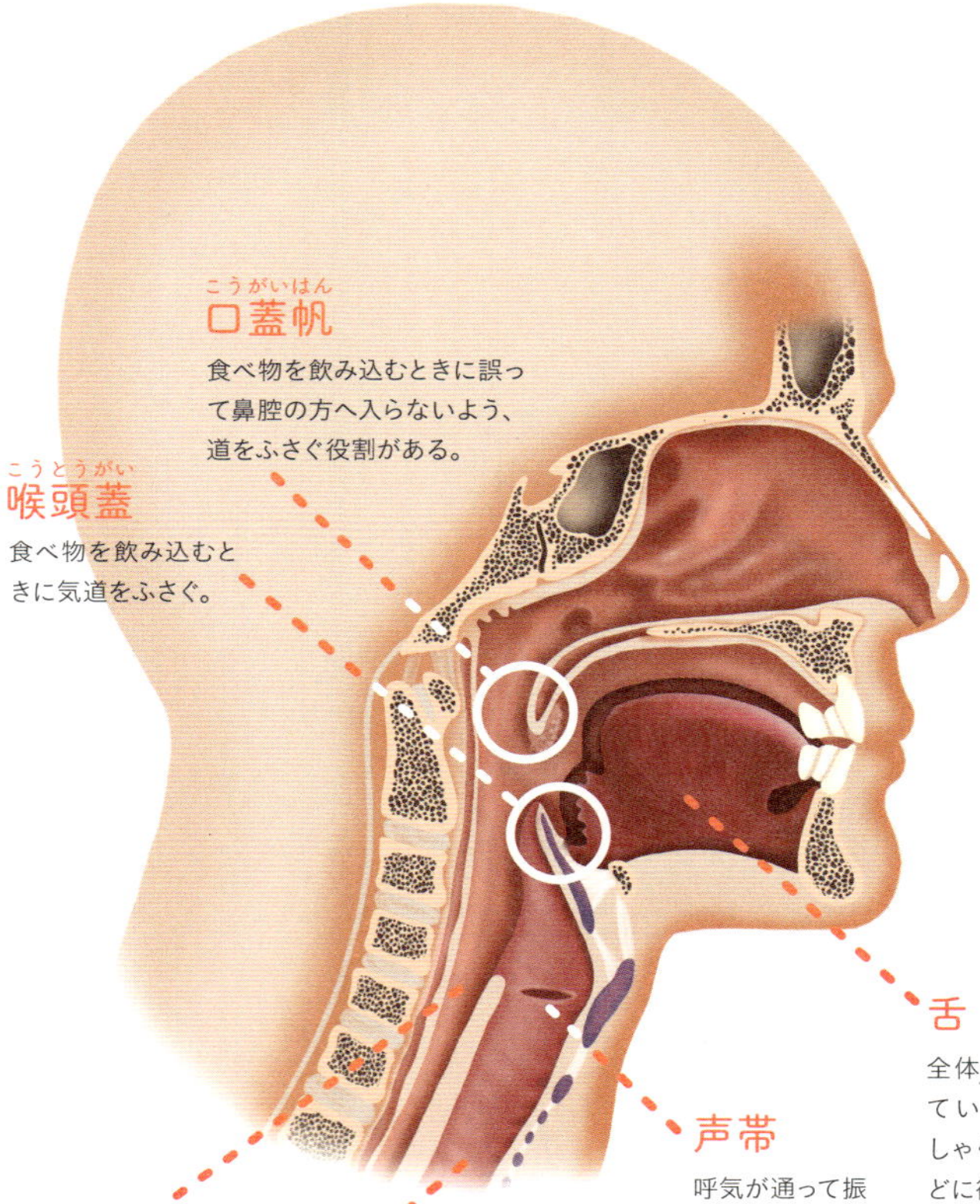
口蓋帆《こうがいはん》
食べ物を飲み込むときに誤って鼻腔の方へ入らないよう、道をふさぐ役割がある。
喉頭蓋《こうとうがい》
食べ物を飲み込むときに気道をふさぐ。
舌
全体が筋肉でできていて、会話、咀しゃく、飲み込みなどに役立つ器官。
声帯
呼気が通って振動することで声が出る。
食道
食べ物の通り道。
気道
空気の通り道。食べ物を飲み込むときは入口がふさがれ、間違って入り込まないしくみになっている。

### 唾液のはたらきはいろいろ！

唾液には口の中を潤し、会話や食べ物の飲み込みをよくするはたらきがあります。また、消化酵素のアミラーゼが含まれ、炭水化物に含まれるデンプンをマルトース（麦芽糖）やデキストリンに分解します。殺菌効果もあるため、口から体内に雑菌が入り込むのを防いだり、虫歯になりにくくする役割も果たしています。

# いくつもの原因が潜んでいる口臭

きちんと歯を磨いたり、歯科医に通っているのに口臭が気になる、そんな悩みを持つ人も多いかもしれません。口臭の原因の一つに、口腔内の菌があります。虫歯や歯槽膿漏《しそうのうろう》の菌が食物の残りカスなどを代謝して、匂いのもとをつくります。歯磨きとともに、殺菌作用のある唾液をたくさん出すことも必要です。

もう一つの原因は呼気の成分です。腸内の菌が食物のカスを腐敗させて臭いガスを発生させる場合があります。その一部が腸管から血液に入り、体をめぐって肺に到達して呼吸時に二酸化炭素と一緒に出ます。腸の状態がそのまま呼気に反映しますので、腸の健康を気づかうことも大切です。

さらに、病気が原因で口臭や体臭が気になる場合もあります。糖尿病では、体内で糖質がうまく利用できず、代わりに脂肪がたくさん分解されます。そのときにケトン体という物質が血液中に増えて、吐く息に混ざり臭くなります。これは極端な糖質制限食を続けた場合にも起きる状態です。ケトン体が増えるのは要注意といえます。

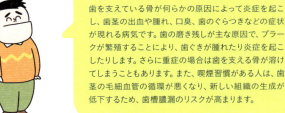

*Check point*

**歯槽膿漏**

歯を支えている骨が何らかの原因によって炎症を起こし、歯茎の出血や腫れ、口臭、歯のぐらつきなどの症状が現れる病気です。歯の磨き残しが主な原因で、プラークが繁殖することにより、歯ぐきが腫れたり炎症を起こしたりします。さらに重症の場合は歯を支える骨が溶けてしまうこともあります。また、喫煙習慣がある人は、歯茎の毛細血管の循環が悪くなり、新しい組織の生成が低下するため、歯槽膿漏のリスクが高まります。

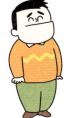

# 食道

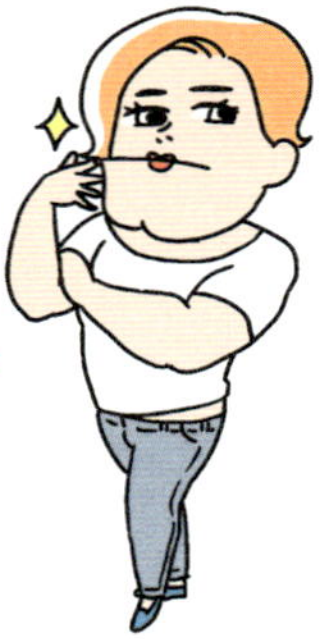

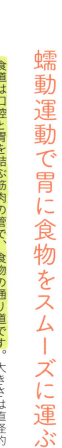

食道（しょくみち）

消化器系きょうだいの次男。「飲み込み」がよく、常識があるタイプなので、相談相手にはぴったり。

## 蠕動運動で胃に食物をスムーズに運ぶ

食道は口腔と胃を結ぶ筋肉の管で、食物の通り道です。大きさは直径約1・5～2cm、長さ約20～30cm。通常、食道の管はつぶれていて、食物が通るときだけ大きく広がります。管の壁は輪状筋と縦走筋などの多層構造の筋肉で覆われています。

輪状筋と縦走筋《じゅうそうきん》は一部分が収縮した後、次の部分が収縮するという波のような動きをしながら、食物を下へ下へと運びます。これを蠕動《ぜんどう》運動といいます。この運動のおかげで横になったり逆立ちをしながら何か食べたとしても、食物はきちんと胃に運ばれます。

食物を飲み下す嚥下反射の際、食道の入口についた喉頭蓋《こうとうがい》によって気管の入口が閉まるしくみになっています。これにより、食物が気管に入ることを防いでいます。もし何かの拍子に喉頭蓋がふさがらないうちに食物を飲み込んでしまうと、むせる原因になります。

また構造的に、食道の入口、気管分岐部、横隔膜を貫いている部分の3カ所がくびれて細くなっています。そのため、きちんと食物をかまずに飲み込むとつかえることがあります。よくかんでいるのに食物がつかえたり、いつも同じところで食物がつか

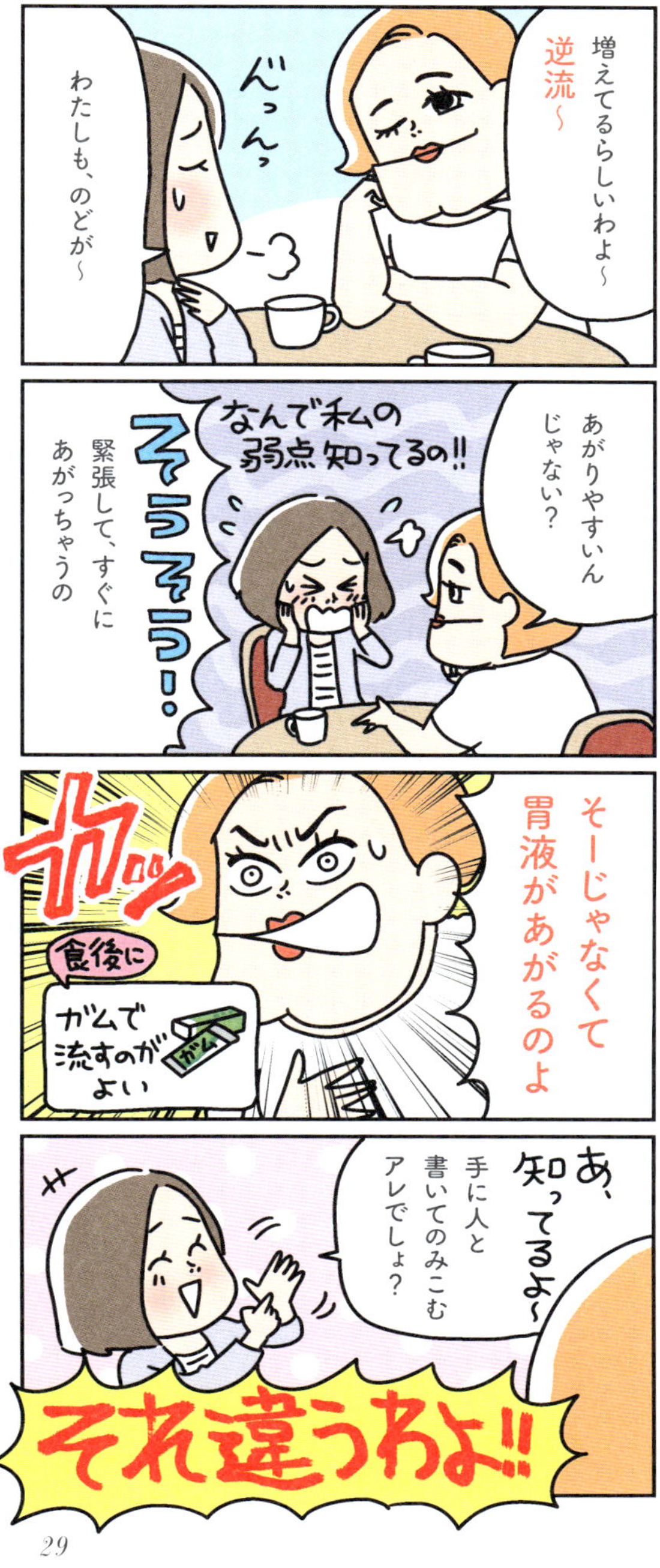

増えてるらしいわよ～
逆流～
じんっ
わたしも、のどが～
あがりやすいんじゃない？
なんで私の弱点知ってるの!!
そうそう!
緊張して、すぐにあがっちゃうの
そーじゃなくて胃液があがるのよ
カッ
食後に
ガムで流すのがよい
ガム
あ、知ってるよ～
手に人と書いてのみこむアレでしょ？
それ違うわよ!!


Check point

**逆流性食道炎**

胃液の逆流によって食道の粘膜に炎症を起こし、胸やけなどの症状が現れる病気です。食べ過ぎやアルコール、ストレス、加齢など、さまざまな原因が考えられます。

えるというような違和感を感じる場合は、注意が必要です。食道は、熱い食物や強いアルコール飲料、タバコなどの刺激物でダメージを受けやすい器官。これらを多く好む人は、咽頭がんや食道がんを発症する頻度が高いといわれています。

＊食後にガムを食べると唾液の分泌を促し、胃酸の逆流を抑える効果があると言われている。

# 胃

## 24時間絶えない蠕動運動と胃液の分泌で食物の消化を行う

胃は袋状の消化器官です。成人の場合、約1・5ℓの水や食べ物を入れることができます。主な役割は、食物を胃液と混ぜ合わせ、かくはんして十二指腸での消化・吸収に備えることです。食物は胃の入口である噴門部から入り、約2〜4時間は胃にとどまり、その後に出口である幽門部から十二指腸へ蠕動運動によって運ばれます。

胃は24時間、絶えることなく蠕動運動を繰り返しています。そのため縦走筋、輪走筋、斜走筋の三層構造で覆われています。これらの筋肉が縦、横、斜めに収縮・弛緩を繰り返すことで食物は胃液と混ざり、ドロドロの状態になります。

胃液は、胃の粘膜状の内壁にある無数の分泌腺から分泌され、その量は一回の食事で約500㎖にもなります。この中にはタンパク質を分解するペプシノーゲンや胃酸（塩酸）などが入っています。ペプシノーゲンは胃酸によってペプシンという消化酵素に変化し、タンパク質を分解します。

胃酸に含まれている塩酸は、皮膚がただれてしまうほど強いpH2の状態です。ただし、胃の中には塩酸に強い粘液が存在して胃壁を保護するため、胃は消化されずに食物だけを消化。また胃液は常に分泌されるわけで

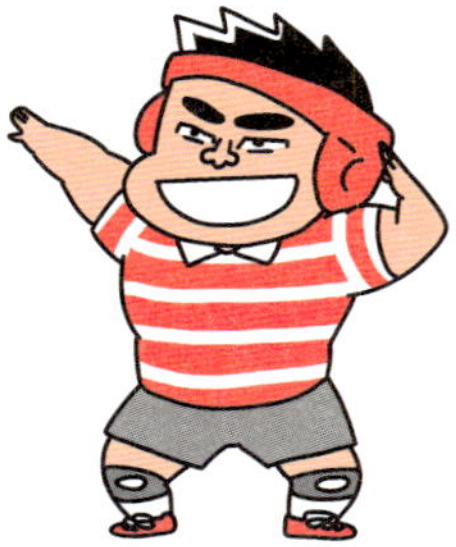

胃三郎（いさぶろう）

消化器系きょうだいの三男。筋肉隆々、体育会系。大食いに耐える胃袋をつくるべく、日々筋トレに励んでいる。

はなく、食物が胃に入ることにより、ホルモンの刺激を受けて分泌されます。

**胃の運動や胃液の分泌は、自律神経に大きく関係しています。**もともと胃は、食物を消化する胃酸やペプシンなどと粘液の、絶妙なバランスによって保たれています。ストレスや緊張、そのほか、薬やタバコ、アルコール、ピロリ菌（33ページ参照）感染などが原因でこのバランスが崩れると、胃潰瘍になることがあります。粘液のバリアが弱くなり、その部分の上皮が胃酸などによって消化されて傷ついてしまうからです。

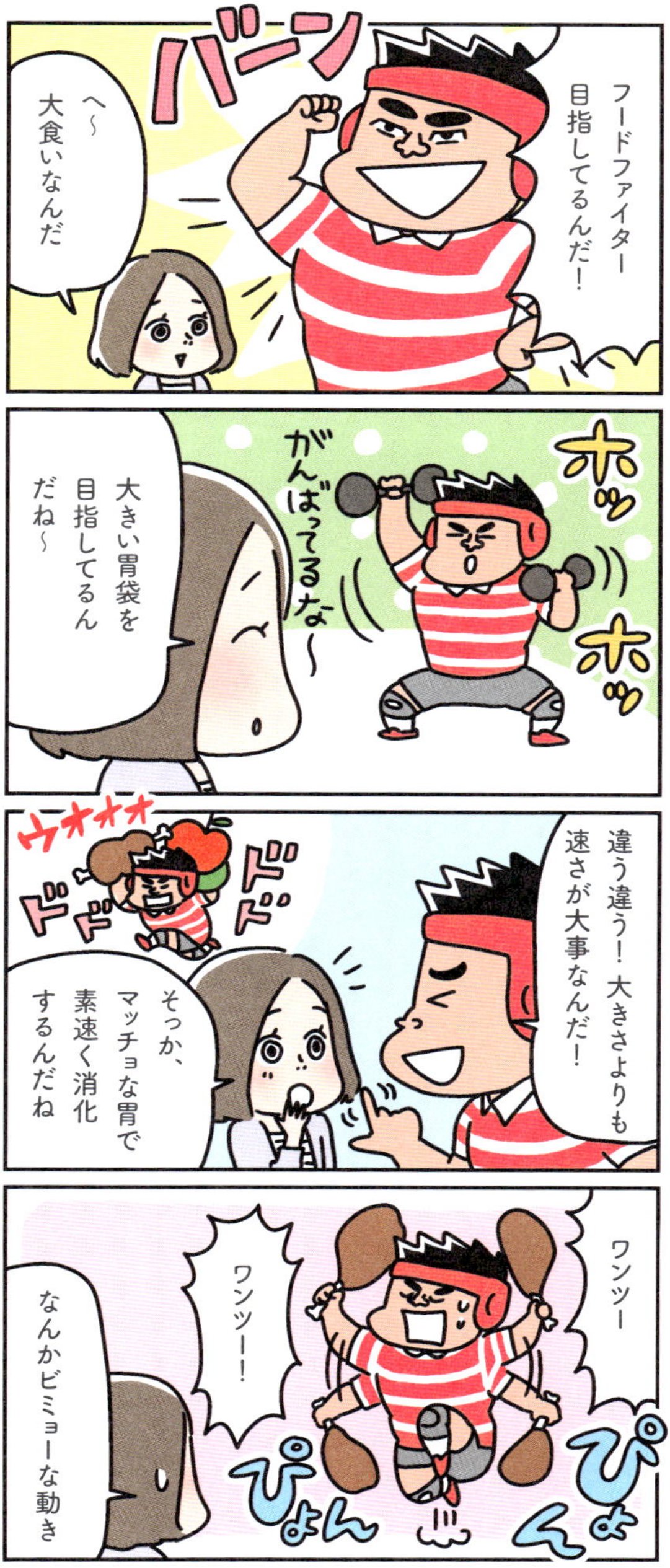

バーン
フードファイター目指してるんだ！
へ～大食いなんだ
ホッ
ホッ
がんばってるな～
大きい胃袋を目指してるんだね～
違う違う！大きさよりも速さが大事なんだ！
ウオオオ
ドドドド
そっか、マッチョな胃で素速く消化するんだね
ワンツー
ワンツー！
ぴょん
ぴょん
なんかビミョーな動き

Column

## おなかが鳴るとき

おなかがグーグー鳴る原因は、胃の中にある空気です。食事の際、無意識のうちに飲み込んだ空気が胃に溜められ、食べ物の消化が終わると、幽門から十二指腸の方へ空気が押し出されます。このときに、「グー」という音が鳴るのです。

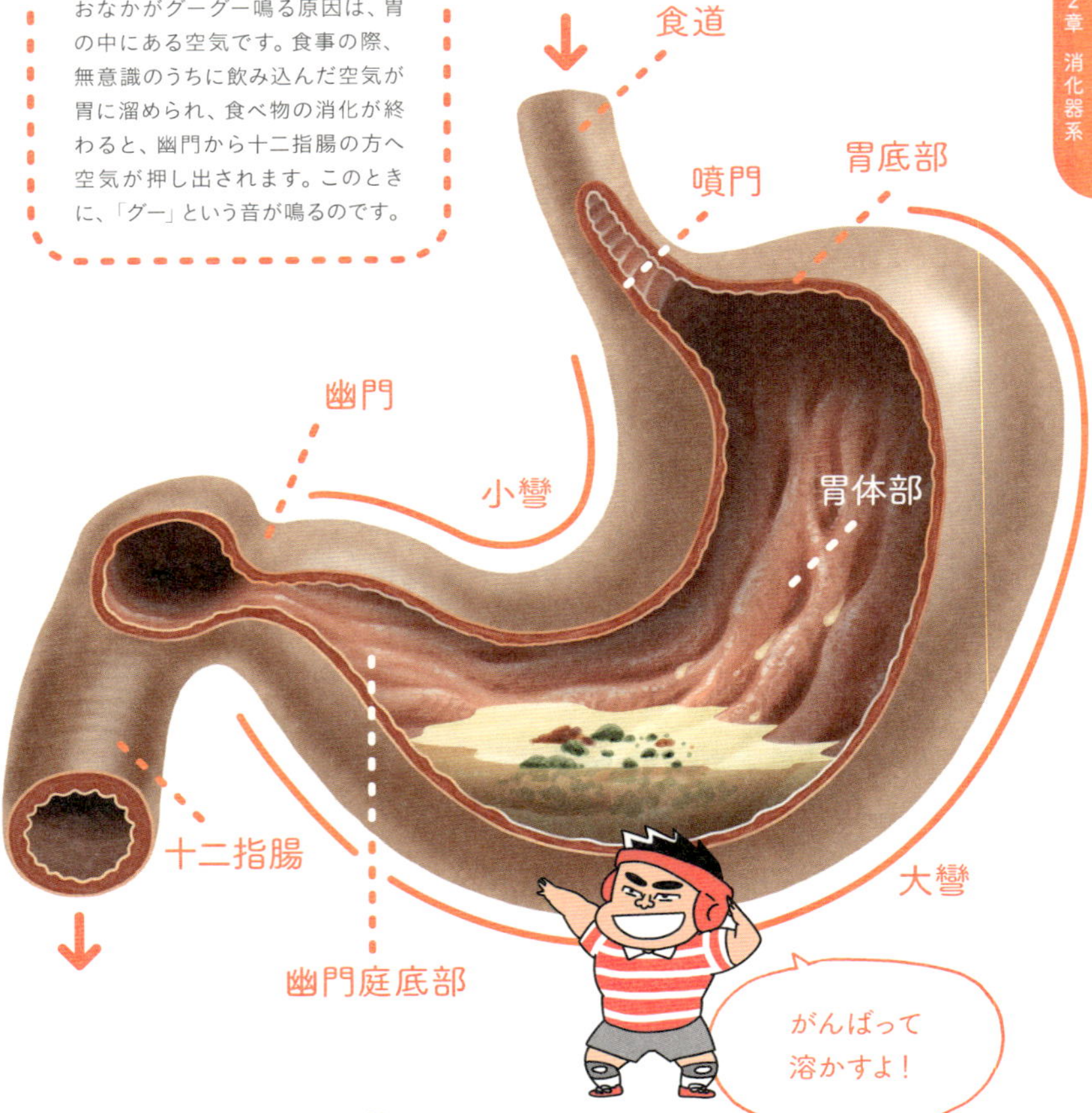
食道
噴門
胃底部
幽門
小彎
胃体部
十二指腸
大彎
幽門庭底部
がんばって
溶かすよ！

## 胃の蠕動運動

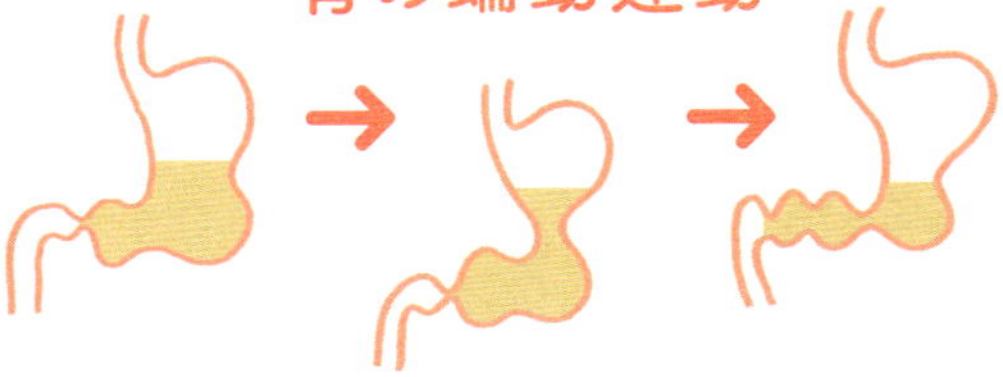

胃は動くことで食物と胃液を混ぜ合わせ、食物をドロドロにし、十二指腸へ送る。

# 胃の中のバランスが崩れるとトラブルに

前述のとおり、胃は食物を溶かすための胃酸やペプシンというタンパク質分解酵素と粘液の、絶妙なバランスで保たれています。しかし、このバランスが崩れて炎症を起こすと胃炎、胃の壁が浅く削られるとびらん、深く削られると潰瘍になってしまいます。さらにひどい状態になると、胃に穴があくこともあります。

バランスが崩れる原因には、ストレスやピロリ菌感染、アルコールやタバコなどがあげられます。特に、強い酸のある胃の中でも生きていられるピロリ菌は、有力な原因といわれています。

また、普通は胃から食道へ胃液や食物が逆流しないように噴門括約筋《ふんもんかつやくきん》がはたらいています。しかし締まりが悪くなり、胃液が逆流すると食道の壁を刺激して胸やけを起こします。これが繰り返し起こると、食道に炎症や潰瘍ができる逆流性食道炎（29ページ参照）になる可能性があります。

その他、激しい嘔吐などが起こると、胃酸が体から出てしまい、体の状態がアルカリ性に傾きます。こういうときは体液のバランスをとる必要があり、電解質の入った水分補給がすすめられます。

*Check point*

### ヘリコバクター・ピロリ

ピロリ菌とも呼ばれ、胃の粘膜に棲む細菌です。ピロリ菌に感染すると、胃の粘膜が傷つけられ、炎症を起こします。長くピロリ菌に感染していると、慢性胃炎や胃潰瘍、十二指腸潰瘍、胃がんなどを引き起こす可能性が高まります。

# 小腸

## 消化と吸収の大半を担う最も長い消化管

胃から続く小腸は、十二指腸、空腸、回腸から構成された長い消化管。胃で消化された食物をさらに消化させ、栄養を吸収する最初の器官で、消化と吸収の9割以上を行っています。小腸の消化管は直径4㎝、体内では筋肉の収縮により3m前後ですが、伸ばすと6～7mの長さになります。その内壁には無数のひだがあり、絨毛《じゅうもう》に覆われています。

小腸のはじまりの部分である十二指腸はU字型で、長さは約25㎝。およそ指12本分の長さのため、この名前がつきました。十二指腸では消化管ホルモンが分泌され、胆のうとすい臓にはたらきかけて胆汁とすい液の分泌を促します。この胆汁とすい液が食物の消化を推し進め、吸収されやすい状態にします。

小腸に届いた食物は、消化酵素の力で栄養分が分解され、消化吸収が可能なサイズにまで細かくなります。すい臓から小腸に分泌される消化酵素の代表はアミラーゼ、プロテアーゼ、リパーゼの3つ。栄養素は空腸、回腸と進むなかで、糖質はアミラーゼによりブドウ糖に、タンパク質はプロテアーゼによりアミノ酸に、脂質はリパーゼにより脂肪酸とモノグリセリドへと分解され、栄養素は小腸の絨

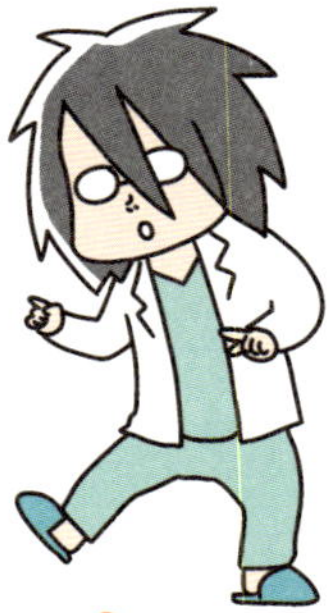

小太郎（しょうたろう）

消化器系きょうだいの四男。知識の吸収がよく、かなりの秀才だが、ダジャレが寒すぎるのが玉に瑕。

毛で吸収されます。小腸は免疫機能にも大きな役割があると考えられています。免疫機能で重要なのがリンパ球です。その中にあるB細胞は、病原菌やさまざまな毒素などの抗原と結びついて体内に抗体をつくります。リンパ球の多くが小腸に存在しているといわれています。

十二指腸はストレスの影響を受けやすいとされています。十二指腸潰瘍は主にピロリ菌や薬が原因で発症し、ストレスが増悪因子となります。

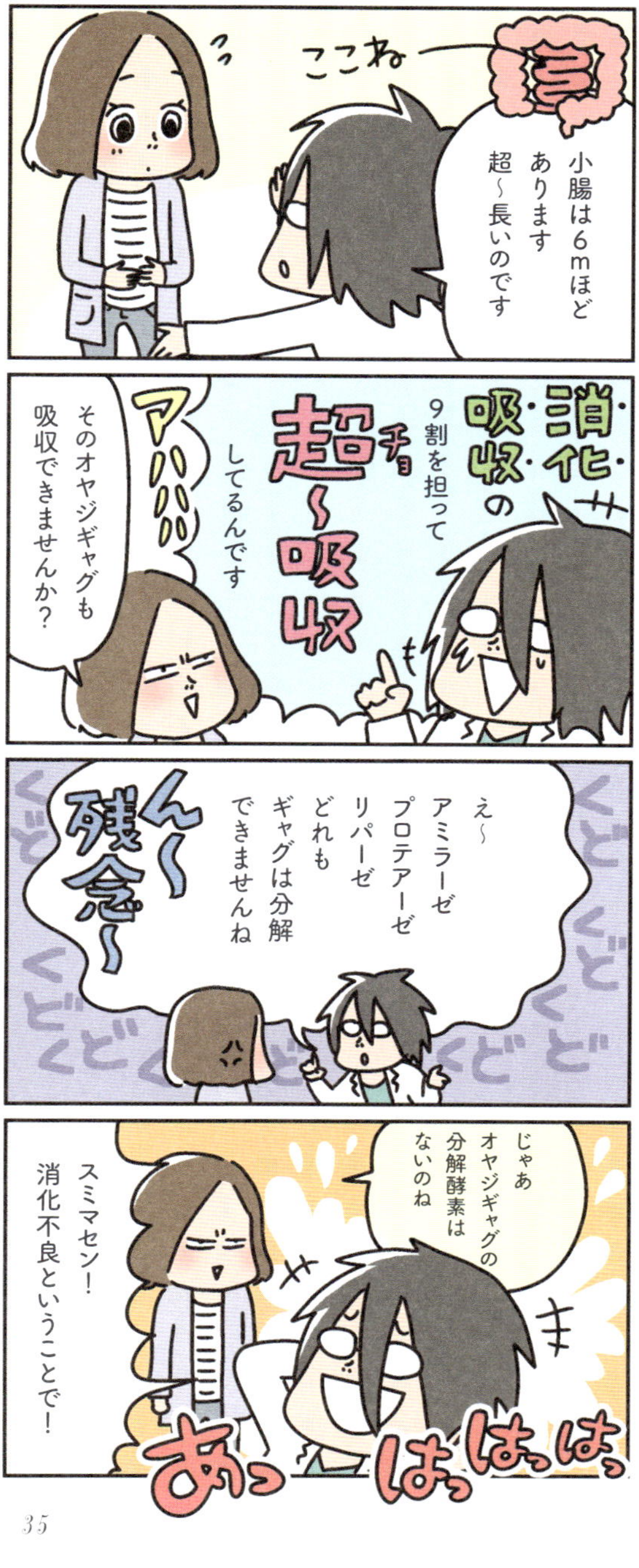
小腸は6mほどありますが超〜長いのです
ここね
消化・吸収の9割を担って
超〜吸収
チョ
してるんです
アハハハ
そのオヤジギャグも吸収できませんか？
え〜 アミラーゼ プロテアーゼ リパーゼ どれもギャグは分解できませんね
ん〜残念〜
くどくど
じゃあオヤジギャグの分解酵素はないのね
スミマセン！消化不良ということで！
あっはっはっ

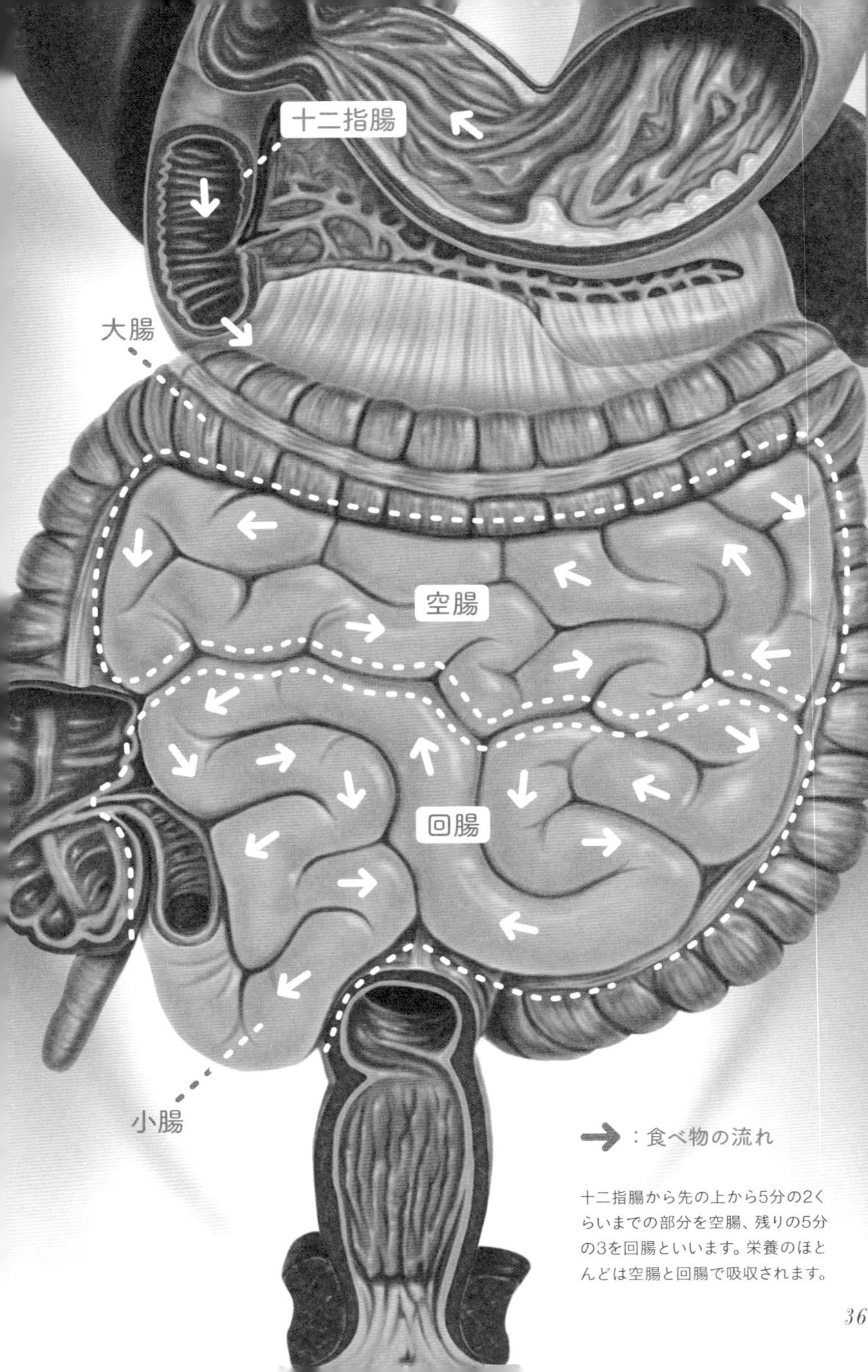


十二指腸から先の上から5分の2くらいまでの部分を空腸、残りの5分の3を回腸といいます。栄養のほとんどは空腸と回腸で吸収されます。

# 形を変えて消化吸収される三大栄養素

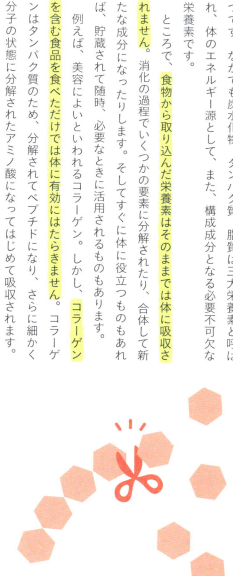

小腸では、食物の栄養分を消化吸収しています。体に必要な主栄養素は炭水化物、タンパク質、脂質、ビタミン類、ミネラルの5つです。なかでも炭水化物、タンパク質、脂質は三大栄養素と呼ばれ、体のエネルギー源として、また、構成成分となる必要不可欠な栄養素です。

ところで、食物から取り込んだ栄養素はそのままでは体に吸収されません。消化の過程でいくつかの要素に分解されたり、合体して新たな成分になったりします。そしてすぐに体に役立つものもあれば、貯蔵されて随時、必要なときに活用されるものもあります。

例えば、美容によいといわれるコラーゲン。しかし、コラーゲンを含む食品を食べただけでは体に有効にはたらきません。コラーゲンはタンパク質のため、分解されてペプチドになり、さらに細かく分子の状態に分解されたアミノ酸になってはじめて吸収されます。

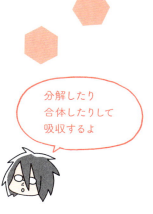

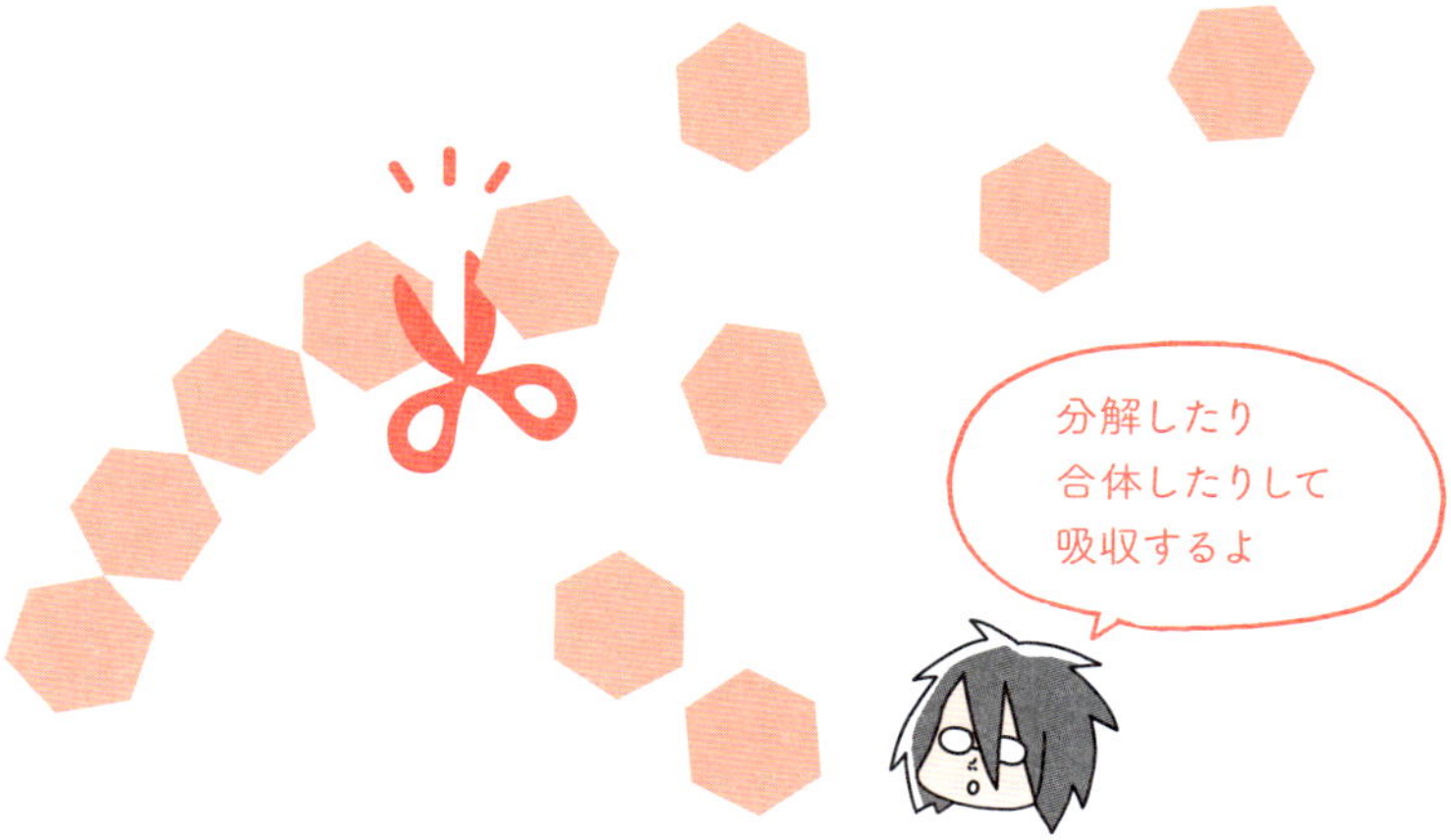

# 無数の絨毛で覆われた小腸で水分の約8割を吸収

小腸では食物に含まれる栄養のほとんどを吸収しています。まず十二指腸でさまざまな酵素、胆汁、すい液が分泌され、一気に消化が進みます。そして十二指腸に続く空腸で吸収がはじまります。また、飲み物や食事に含まれる水分も小腸で吸収します。一日に口から入る水分は約1・5ℓですが、唾液や胃液、腸液などが出るため、消化管内の水分は約10ℓにもなります。その約8割は小腸で吸収されることになります。

小腸の内部の表面は、無数の小さな突起の絨毛に覆われています。この絨毛を一つ一つ広げていくと小腸の表面積は30㎡とも200㎡ともいわれています。これだけの広さと細やかな構造のおかげで、消化吸収をしっかりとすることができます。そして、次に送られる大腸ではさらに水分を吸収し、栄養と水分をしぼりとったカスを便にするはたらきをしています。

## 絨毛

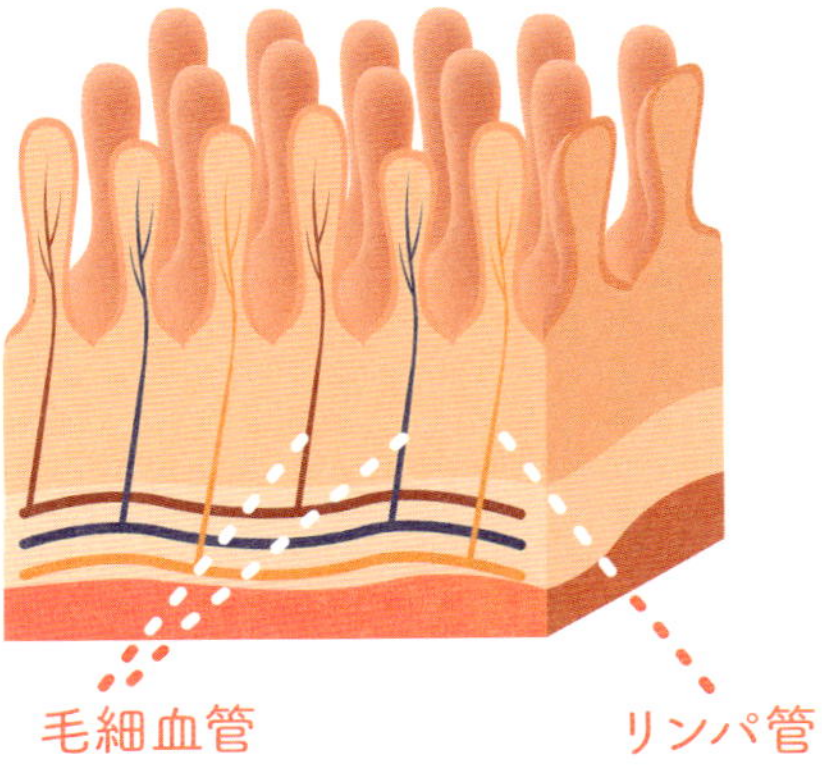


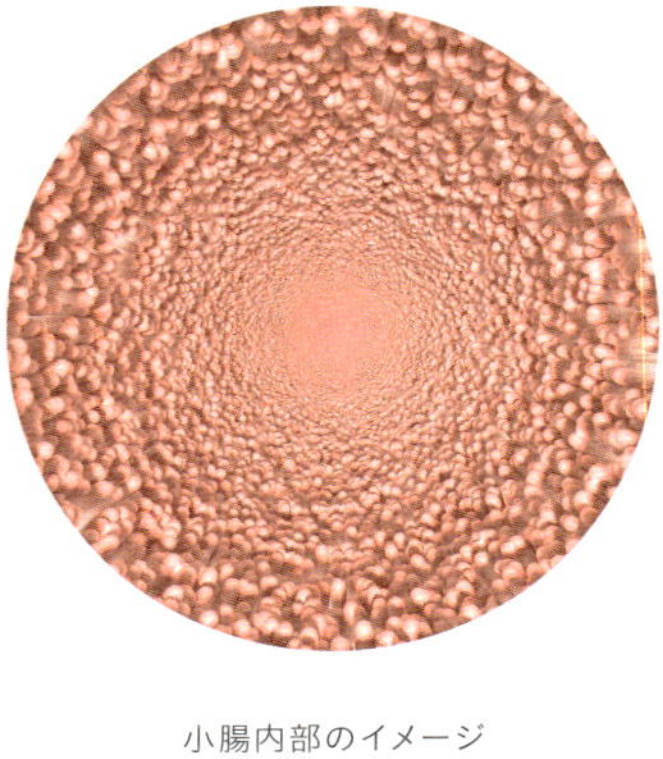
小腸内部のイメージ

# 感染やストレスなど、さまざまな下痢の原因

急におなかがグルグルとなってトイレに駆け込む状態は、多くの人が経験したことがある下痢の症状です。その多くが感染症によるものです。食べ物や手についた菌やウイルスが腸に入り、それを感じとった腸の細胞がそれらを早く外に出そうとして起こす反応です。腹痛や嘔吐、発熱を伴うこともあり、この場合は下痢を止めようとせずに、早く出しきることが大切です。感染症以外でも、食べ過ぎや飲み過ぎ、腸内環境の変化が原因の場合もあります。

また、1カ月以上も下痢が続く場合は、何らかの病気の可能性もあります。例えば、大腸がんは便秘だけでなく、下痢も起こします。その他、潰瘍性大腸炎などの腸の病気、甲状腺機能亢進症、胃や肝臓の病気なども下痢を起こします。病院を受診して、原因を調べたほうがよいでしょう。

もし、はっきりとした原因が見つからない場合は、過敏性腸症候群の可能性があります。20～40歳に多く、自律神経のバランスや精神的なストレスが関係していると考えられ、心のケアも必要になってきます。下痢だけでなく慢性便秘、また、下痢と便秘を繰り返すこともあります。この場合は、下痢が続いても基本的な栄養分はとれているので心配はありませんが、生活面の見直しが必要になります。

*Check point*

### 過敏性腸症候群：生活を見直そう

過敏性腸症候群では、日常生活の見直しも大切です。食べ過ぎ、アルコールの飲み過ぎ、偏食、睡眠不足やタバコなどが原因となることもあります。食事時間や睡眠時間といった生活のリズムを整え、食事や睡眠の質にも注意しましょう。

# 大腸

## 善玉菌と悪玉菌のバランスで腸内環境を整える

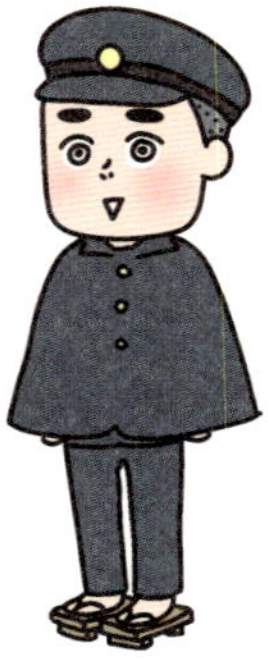

大腸（おおわた）

消化器系きょうだいの五男。実直な性格の大学生。アルバイトで腸内細菌の管理をしている。

**大腸の主な役割は、水分吸収と便の形成**です。大腸の長さは成人で約１・５mあり、盲腸、結腸、直腸の3つに分けられます。

盲腸は小腸から直接つながる部分で、特に役割はありません。盲腸の先にあるのが結腸です。その向きにより上行結腸、横行結腸、下行結腸、S状結腸の4つに分けられます。消化物は蠕動運動によって各部分を進んでいきます。結腸では小腸で消化されなかった繊維質などの分解吸収をはじめ、ある程度の水分を吸収した後、しだいに消化物は便になります。結腸はくびれとふくらみのある蛇腹状が特徴。これはふくらみに内容物を溜め、蠕動運動が起きている最中に、消化物から水分を吸収しやすくするためです。また、大腸の最後の部分にある直腸は、S状結腸と肛門を結ぶ約20cmの器官。消化吸収の機能はなく、結腸から運ばれてきた便はここにいったん溜められます。

**大腸の中には約1000種類、100兆を超える腸内細菌が存在します**。これらは大腸に送られた食物のカスを分解し、発酵させるはたらきがあります。腸内細菌には、いわゆる善玉菌、悪玉菌、日和見菌と呼ばれるものがあり、善玉菌が悪玉菌よりやや優勢であるような状態が、腸にとってバランスのよい状態です（43ページ参照）。

善玉菌にはビフィズス菌などの乳酸菌があります。腸の運動を促して便通をよくする、腸内で乳酸や酢酸をつくり出して悪玉菌の繁殖を抑える、免疫力を高めるなどのはたらきがあります。一方、悪玉菌には大腸菌や腸球菌、ウェルシュ菌などがあります。繁殖しすぎると腸内で食物カスが腐敗し、おならや便から悪臭を放つもとになります。さらに、がんなどの原因にもなりえます。

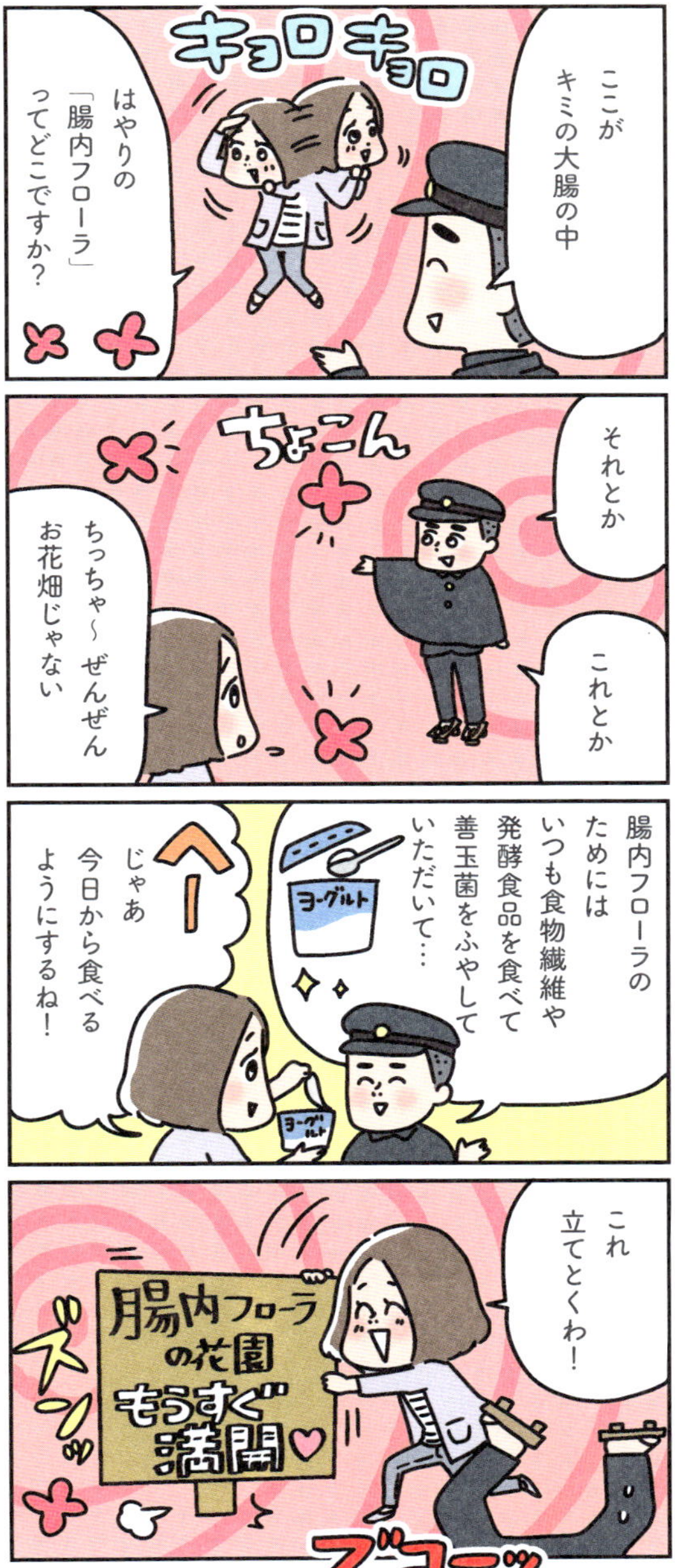
キョロキョロ
ここがキミの大腸の中
はやりの「腸内フローラ」ってどこですか？
ちょこん
それとか
これとか
ちっちゃ～ ぜんぜんお花畑じゃない
ヨーグルト
腸内フローラのためにはいつも食物繊維や発酵食品を食べて善玉菌をふやしていただいて…
へー
じゃあ今日から食べるようにするね！
ヨーグルト
これ立てとくわ！
腸内フローラの花園 もうすぐ満開
ズシッ
ズコーッ

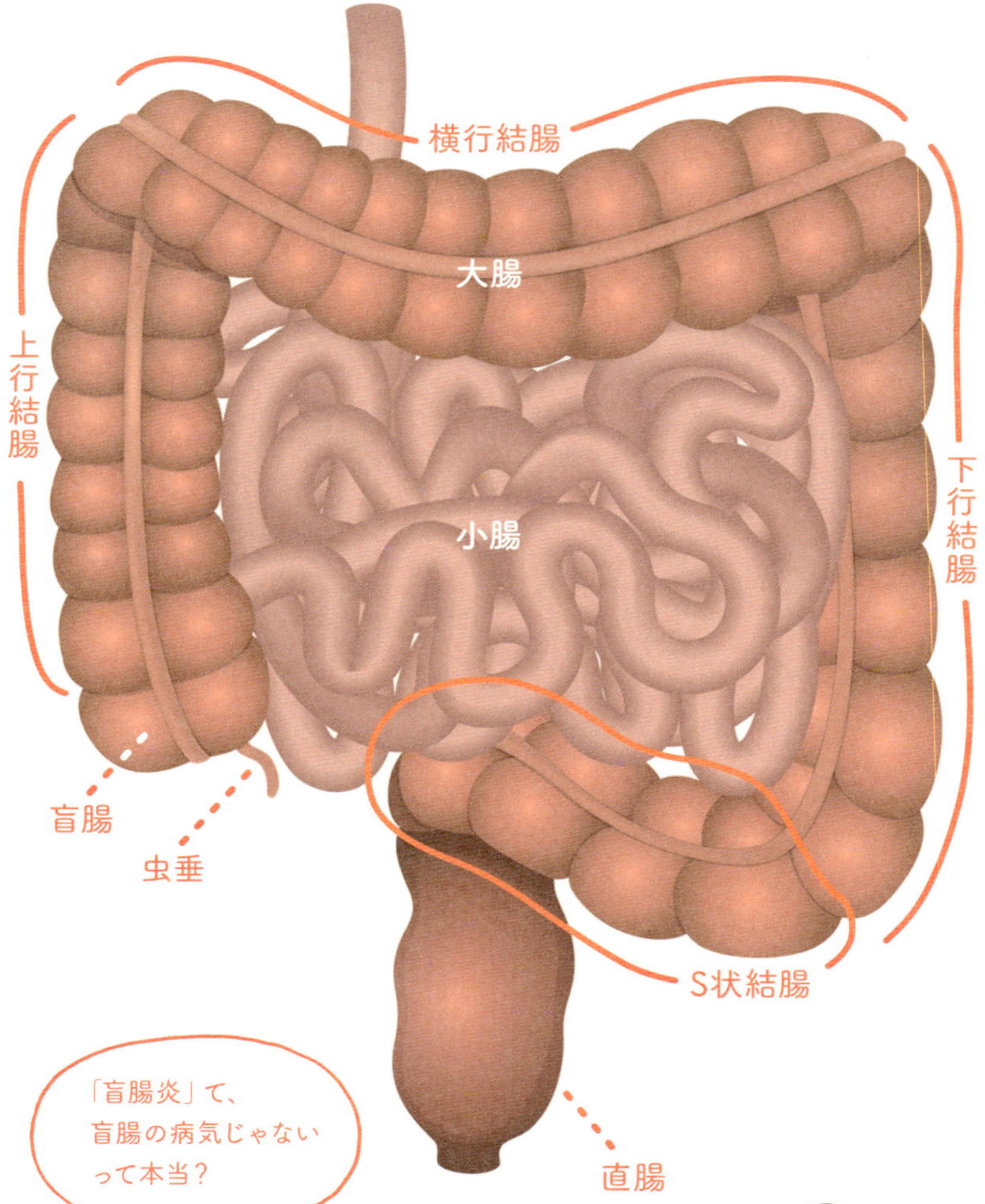


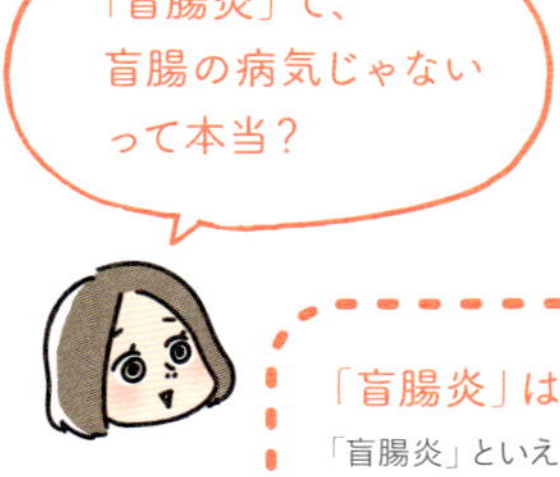


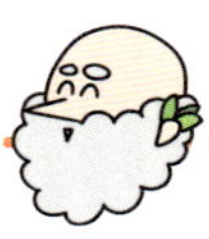

## 「盲腸炎」は虫垂で起きる病気だよ！

「盲腸炎」といえば、急な腹痛を起こす病気として有名ですが、実はこの呼び方は俗称。正式名称は「虫垂炎」といいます。盲腸は、大腸の一部分で、小腸とのつなぎ目にあたります。「虫垂炎」は、盲腸についている小さな袋のような器官が炎症を起こす病気です。昔は虫垂炎の発見が遅れ、盲腸にまで炎症が広がっていたことから、このように呼ばれるようになったといわれています。

# おならの原因はガスと空気

大腸に送り込まれた食物が腸内細菌によって分解、発酵するときに、さまざまな種類のガスが発生します。また、飲み込んだ空気も腸へ進んでいきます。発生したガスや空気は腸管に吸収されますが、大量に発生すると吸収しきれずにおならになります。つまり、ガスと空気がおならの正体ということになります。イモ類や豆類を食べたときに発生しやすいといわれています。一方でおならは腸の蠕動運動によって出されますので、腸がきちんと働いているかどうかの目安にもなります。胃腸の手術をした後におならが出れば大丈夫とよく言われるのはこのためです。ガスと空気のうち、ガスが多いときには匂いが強く、空気の方が多ければ匂いは弱くなります。消化不良ぎみのときにタンパク質を分解して発生するガスは、匂いが強くなります。

ガスが腸に溜まるのは体にとってよくない状態です。我慢するとおなかに痛みが出たり、吸収されて呼気につながります。ストレスを減らしたり、腸の動きをよくするために運動したり、食事の際はよくかむことを心がけると、飲み込む空気は減ります。また、腸のガスは便秘や下痢と同じ対策で軽減できます。便意を我慢しない、食後の排便を習慣にする、食事のバランスをとることなどに気をつけるとよいでしょう。

*Check point*

**腸内細菌の多くは未知の日和見菌**

腸内細菌のうち、10％がいわゆる悪玉菌、20％が善玉菌といわれています。残りの70％が日和見菌で、その多くは未知の細菌です。日和見菌は、善玉菌と悪玉菌のうち、腸内で優勢になっている方と、似た働きをすると考えられています。

# 肝臓

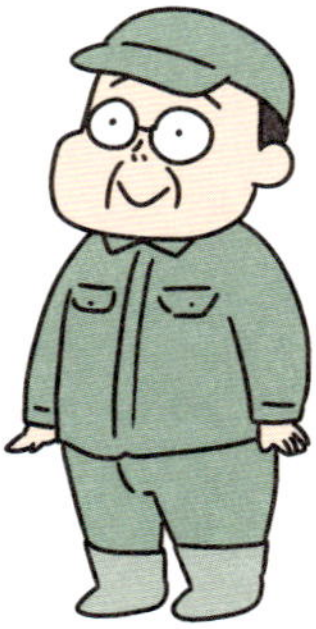

かん蔵さん

「肝臓工場」の工場長。消化器系きょうだいとはご近所さんで、頼れるおじさんとして慕われている。酒好きだが二日酔い対策はバッチリ。

## 栄養分の合成・貯蔵、代謝など、生命の維持に欠かせない最大の臓器

右肋骨の下側にある肝臓は成人男性で約1200〜1500g、女性で約1000〜1200gもある人体最大の臓器です。肝臓は手術で70%くらい切除したとしても、元の大きさに戻るという驚異的な再生能力を持っています。そのメカニズムは解明されていませんが、特殊な細胞分裂の仕方に秘密があるのではないかと考えられています。

肝臓は、栄養分の分解や合成・貯蔵、代謝、胆汁の生成など、生命の維持に欠かせない役割を担っています。特に重要なのが、栄養分の化学処理。エネルギー源となる炭水化物は、腸内で果糖などの単糖に分解後、肝臓でブドウ糖に化学処理されて活用されます。また、このときに余ったブドウ糖をグリコーゲンとして貯蔵します。

有毒物質やアルコールを無毒にするはたらきもあります。たとえば腸内で分解されたアミノ酸を肝臓でタンパク質に合成しますが、その際、有害なアンモニアが発生します。肝臓ではこれを尿素に変え、腎臓でろ過し膀胱へと運ばれ、尿として排出します。

また、アルコールを摂取すると、肝臓で酵素によってアセトアルデヒドという物質に分解します。これはホルマリンの一種で有毒物質。肝臓ではこれを最終的に二酸化炭素

と水に分解し、体外に排出します。お酒を飲み過ぎるとこの分解が追いつかずに不快な症状、つまり二日酔いになります。お酒に強いか弱いかは、アセトアルデヒドを分解する酵素、ＡＬＤＨ（アルデヒド脱水素酵素）をどのくらい持っているかによります。

その他、古くなった赤血球の中のヘモグロビンを分解して、胆汁や新しい赤血球の材料をつくるはたらきもあります。

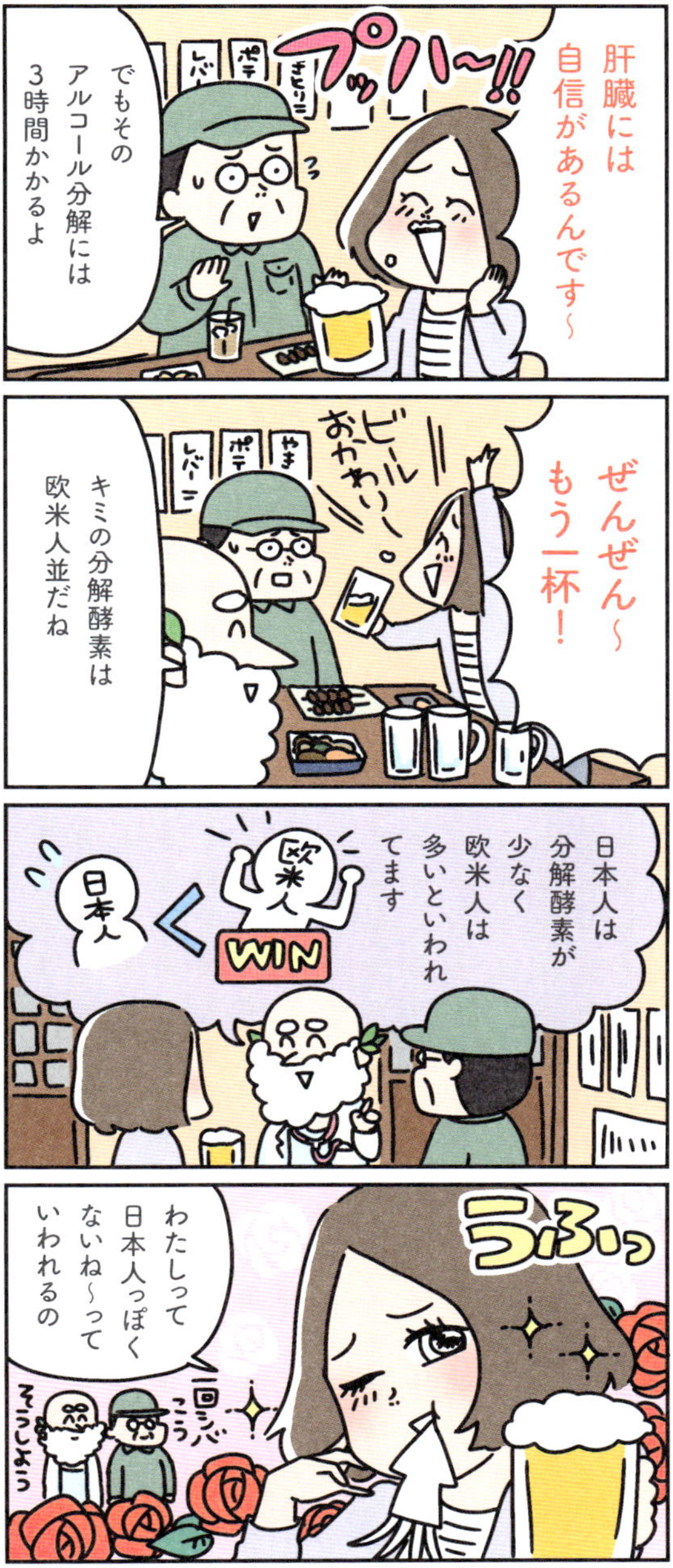
肝臓には自信があるんです～
プッハ～!!
でもそのアルコール分解には3時間かかるよ
ぜんぜん～もう一杯！
ビールおかわり
キミの分解酵素は欧米人並だね
日本人は分解酵素が少なく欧米人は多いといわれてます
欧米人
WIN
日本人
うふっ
わたしって日本人っぽくないね～っていわれるの
一回シバこう
そうしよう

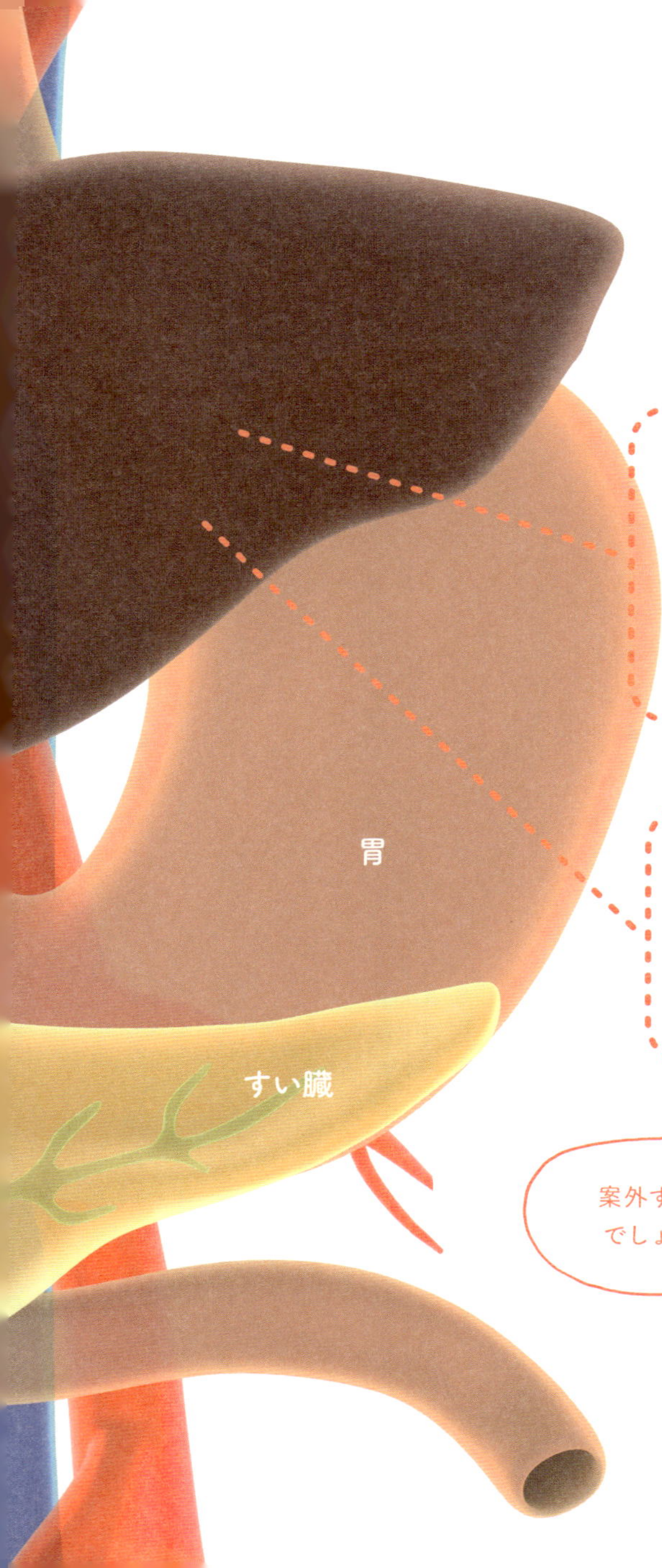
胃
すい臓

### 座薬がよく効くワケ

座薬は直腸下部から吸収されると、肝臓を通らず全身に運ばれます。肝臓で代謝されないため薬剤の量が少しで済み、肝臓に負担をかけることもないので、効率のよい薬剤投与法といえます。

### 切っても復活!!

肝臓は、高い再生能力のある臓器です。手術などで3分の2を切り取られても、1年後にはほとんど元の大きさまで戻るといわれています。

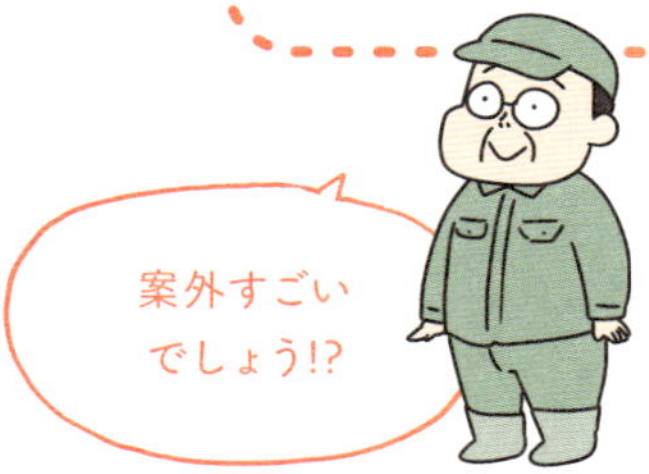
案外すごいでしょう!?

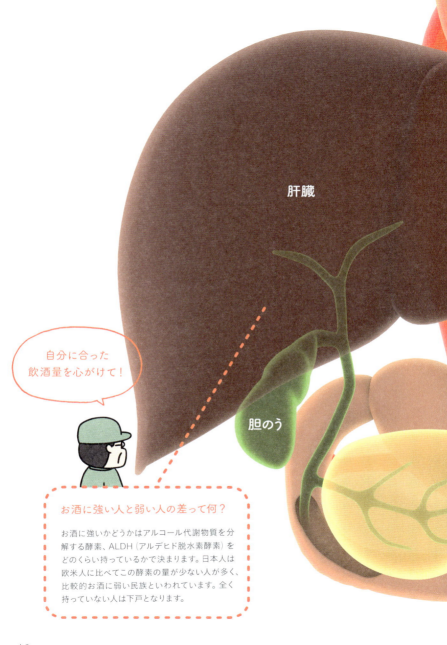

### お酒に強い人と弱い人の差って何？

お酒に強いかどうかはアルコール代謝物質を分解する酵素、ALDH（アルデヒド脱水素酵素）をどのくらい持っているかで決まります。日本人は欧米人に比べてこの酵素の量が少ない人が多く、比較的お酒に弱い民族といわれています。全く持っていない人は下戸となります。

# すい臓

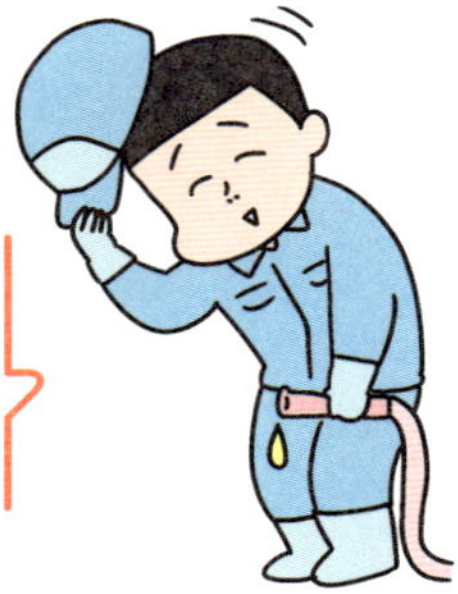

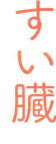

すい蔵くん

消化器系きょうだいとは遠い親戚にあたる。地味な存在なのであまり知られていないが、実はとても重要な仕事をしている。

## 三大栄養素を消化するすい液と、血糖値を調整するホルモンを分泌

胃の裏側にあり、十二指腸に抱え込まれるように位置しているすい臓は、成人で長さが15㎝、オタマジャクシのような形をしています。三大栄養素を消化する強力なすい液の製造と、血糖値の調整に欠かせない大切なホルモンの分泌という二つの大きな役割を担っています。

すい液にはタンパク質、炭水化物、脂質の三大栄養素を消化するさまざまな酵素が含まれており、すい管を通って十二指腸に送り込まれて分泌され、消化を行います。また、すい液には重炭酸塩が含まれており、胃液で酸性になった消化物を中性にする役割があります。すい液の消化酵素は酸性でははたらかないため、このような工夫が施されます。

さらに、すい臓にはランゲルハンス島という特殊な細胞の集団が点在しています。ランゲルハンス島からはインスリンやグルカゴンなどのホルモンが分泌されます。インスリンは血糖値が上がると分泌され、血液内のブドウ糖が全身の細胞に取り込まれるようにはたらきかけるホルモン。グルカゴンは血糖値が下がりすぎた際、肝臓にブドウ糖をつくらせるホルモンです。この二つのホルモンが反対のはたらきをするおかげで、体内の血

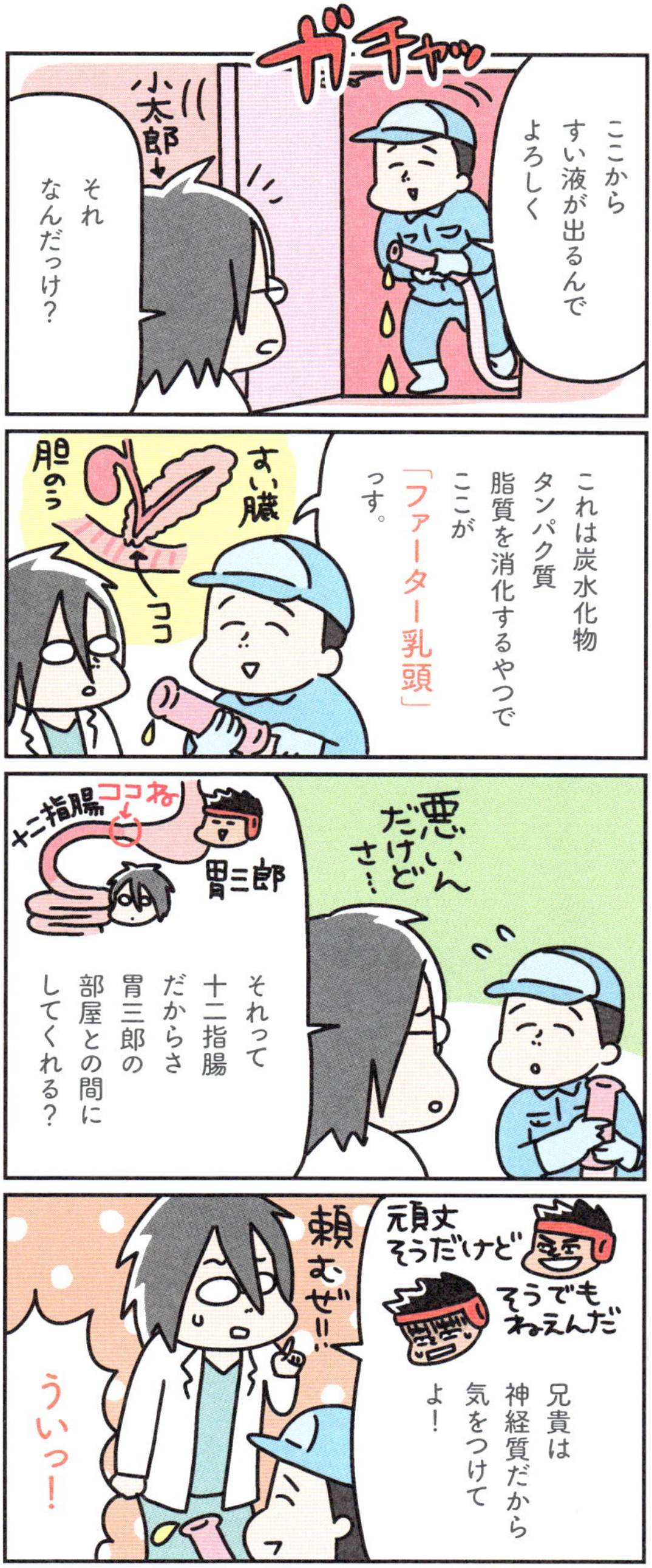
ガチャッ
ここから
すい液が出るんで
よろしく
小太郎→
それ
なんだっけ？
これは炭水化物
タンパク質
脂質を消化するやつで
ここが
「ファーター乳頭」
っす。
すい臓
胆のう
ココ
悪いんだけどさ…
それって
十二指腸
だからさ
胃三郎の
部屋との間に
してくれる？
十二指腸
ココね
胃三郎
頼むぜ!!
うぃっ！
兄貴は
神経質だから
気をつけて
よ！
頑丈
そうだけど
そうでも
ねえんだ

糖値が調整されます。インスリンが正常に分泌されないと糖尿病になることもあります。

すい液は強力な消化液ですが、すい臓自体が溶けることはありません。ほとんどの消化酵素がすい臓では活性化せず、すい管を通って十二指腸に送られてからはたらくためです。しかし、アルコールの過剰摂取や胆石などが誘因し、すい液がすい臓内で活性化して、急性すい炎になることもあります。

# 胆のう

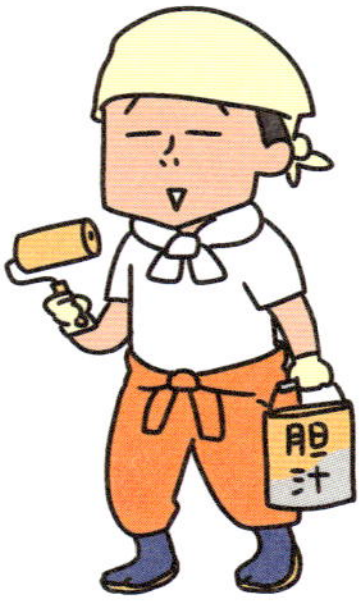

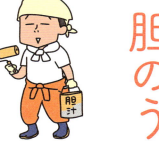

タンタン

職人気質の塗装屋さん。大事な商売道具である「胆汁」は、かん蔵さんの「肝臓工場」から毎日新鮮なものを仕入れている。

## 消化吸収に必要な胆汁の貯蔵庫

胆のうは、肝臓と十二指腸をつなぐ管の途中にある袋状の臓器。**脂質の消化吸収に欠かせない胆汁を一時的に貯蔵する**場所です。肝臓で、成人で一日に約1ℓつくられる胆汁は、肝管から胆のう管を経て胆のうへ運ばれます。その後、胆のう管から今度は胆管、そして十二指腸へと運ばれ、その役割を果たします。

胆汁の成分は水、胆汁酸、コレステロール、ビリルビン、リン脂質などです。これらのうち**消化吸収に関係するのは胆汁酸**のみで、**その他の多くは不要物として体外に排出**されます。しかし、この**不要物が排出されないと胆石の原因に**なります。

胆石は自覚症状がない場合が多く、「サイレントストーン」とも呼ばれています。**暴飲暴食**、**ストレス**などをきっかけに、右上腹部に激しい痛みを起こすこともあります。胆石には、コレステロール胆石とビリルビン胆石、そして、この二つの混合タイプがあります。胆石の中で一番多いのがコレステロール胆石。**コレステロールをとりすぎて、胆汁に溶けきれずに沈殿して積もり、やがて石化**します。もう一つのビリルビン胆石は、胆汁の中のビリルビンが細菌や寄生虫などによってビリルビンカルシウムに変化し、それが石化したものです。

胆石になった場合、これまでは開腹手術で胆のうを摘出していました。しかし最近では、開腹手術しなくてもよい治療が行われています。薬で石を溶かす「胆石溶解療法」や、体外から衝撃波を当てて胆石を砕く「体外衝撃波結石破砕療法」、腹腔鏡を挿入して観察しながら電気メスで胆のうを切り取る「腹腔鏡下胆のう摘出術」などがあります。

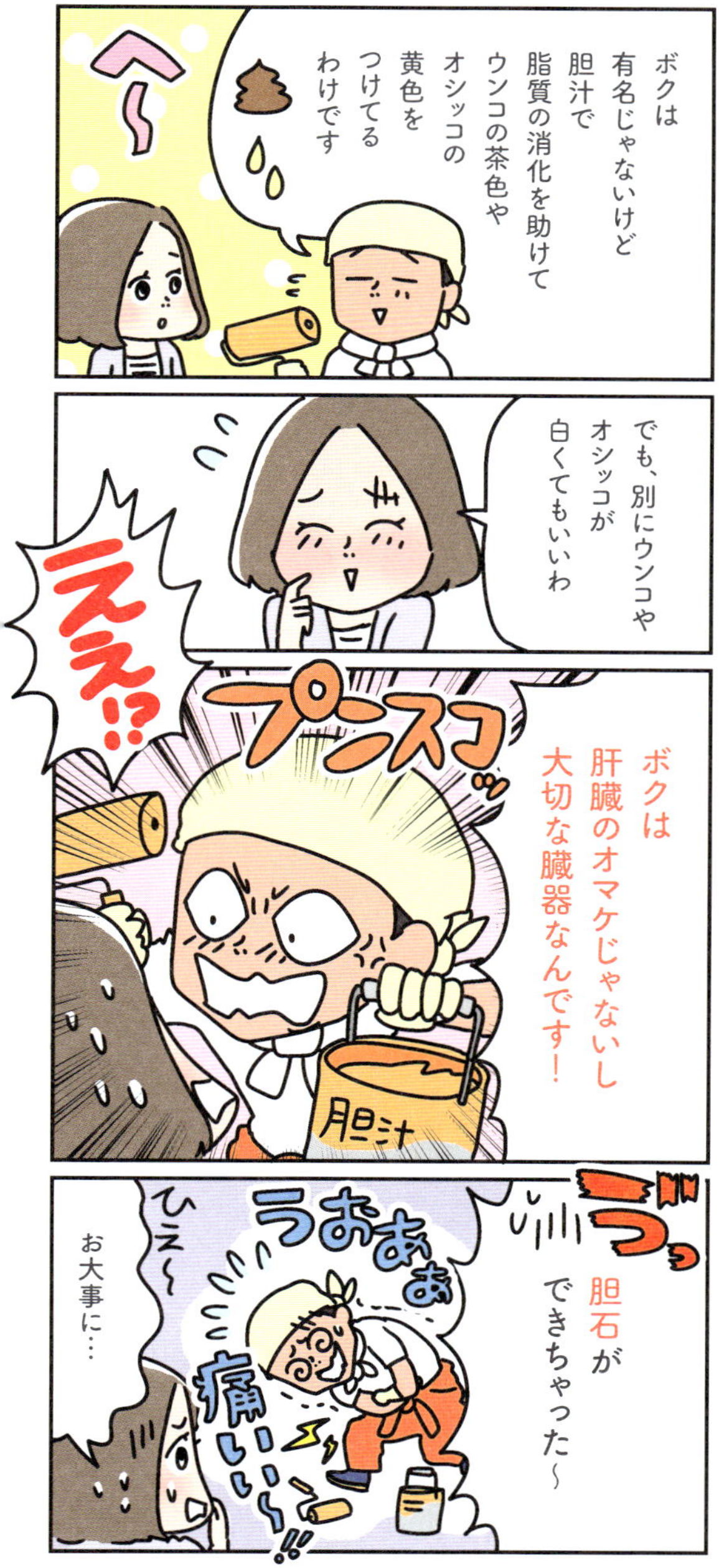
ボクは有名じゃないけど胆汁で脂質の消化を助けてウンコの茶色やオシッコの黄色をつけてるわけです
へ〜
でも、別にウンコやオシッコが白くてもいいわ
ええ!?
プンスコ
ボクは肝臓のオマケじゃないし大切な臓器なんです!
胆汁
ごつっ
胆石ができちゃった〜
うおあぁ
痛いい〜!!
ひえ〜
お大事に…

# 肛門

## 排便のトラブルと病気

直腸からつながった肛門は、直腸に溜められた便を排泄する器官で、消化管の最終地点です。ふだん肛門は閉じていますが、直腸に便が溜まると、その刺激が脳に伝わり、肛門括約筋が開くよう指令を出し、便意が生じます。肛門括約筋には、意志とは関係なくはたらく内肛門括約筋と、意志によってはたらく外肛門括約筋の二種類があります。トイレに行くまで排便を我慢できるのは、外肛門括約筋のおかげです。ちなみに睡眠中に便を排泄しないのは、脳から外肛門括約筋に閉鎖命令が出ているからです。

排便のトラブルである下痢と便秘。液状かそれに近い状態である下痢は、腸内で水分が吸収されなかったり、消化物が短時間で大腸を通過したために起こります。急性と慢性があり、急性の場合は暴飲暴食、冷たいものや消化によくないものをとり過ぎたりして起こります。発熱や腹痛の症状がある場合は、ウイルスや細菌感染が疑われます。また慢性の場合は、過敏性腸症候群や潰瘍性大腸炎などの病気も疑われます。

便秘は、便の量が少ない、硬い、残った感じがするなどの症状があります。慢性的な場合は、大きく3つのケースがあり、病気がかくれていることもあります（＊）。糖尿病や腎臓病が便秘の原因になったり、加齢によ

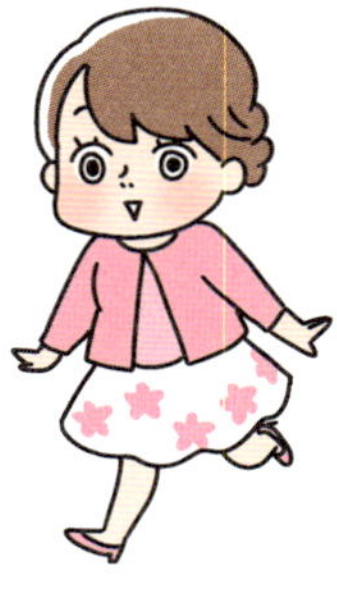

水戸ちゃん

消化器系きょうだいの末娘。天真爛漫でズバッとした物言いだが、どこか憎めない。趣味はバイキングのお店めぐり。

る腹筋や肛門括約筋の低下、パーキンソン病などの神経障害をともなう病気で起きることもあります。ほかにも食物繊維の少ない食事や環境の変化、ストレス、肥満、過敏性腸症候群などの病気が関係している場合もあります。まれに、大腸や直腸のがん、腸の癒着など深刻な病気が原因というケースもあります。便に血が混じっていたり、激しい腹痛を伴う症状がある場合には、病院に行くことをおすすめします。

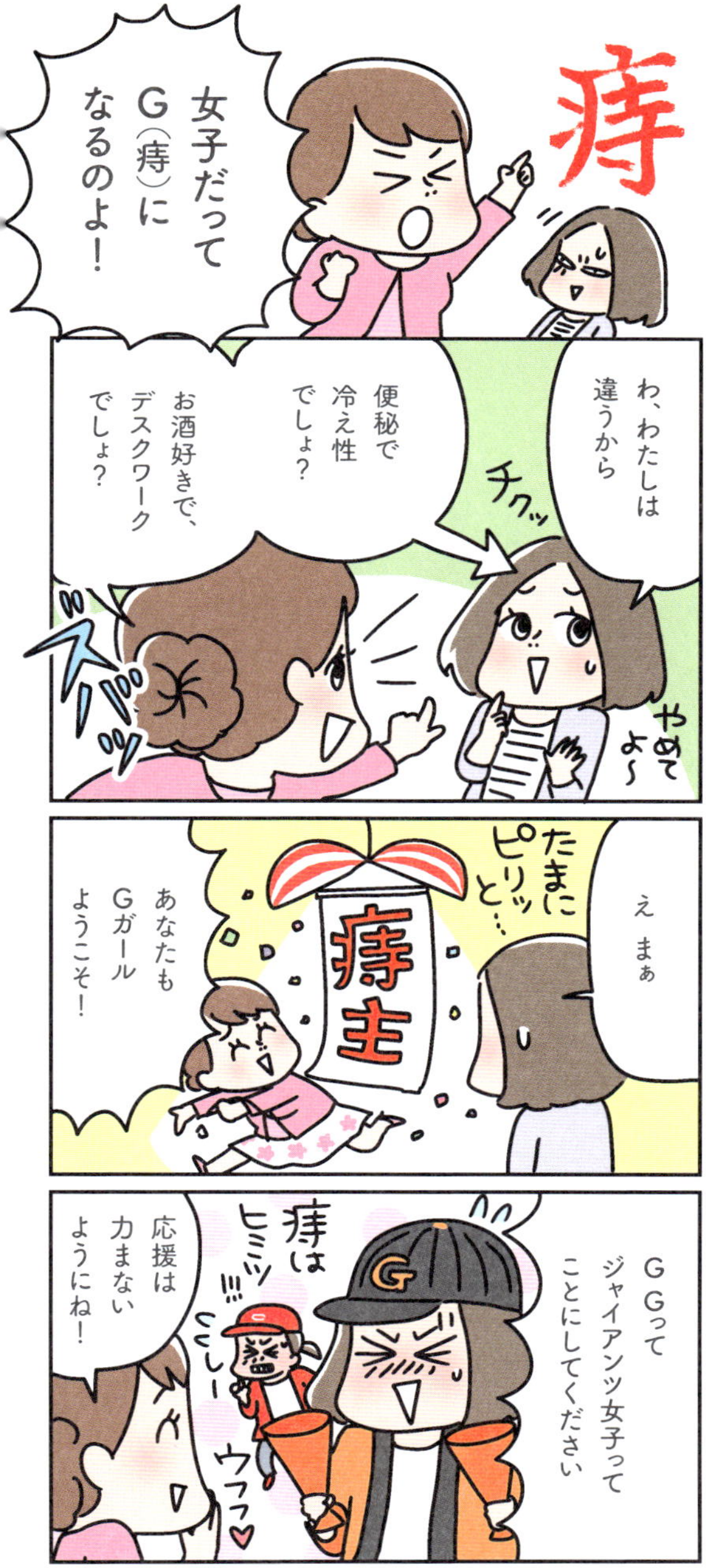

痔
女子だって G（痔）に なるのよ！
わ、わたしは違うから
チクッ
便秘で冷え性でしょ？
お酒好きで、デスクワークでしょ？
ズバッ
やめてよ〜
えまぁ
たまにピリッと…
痔主
あなたもGガールようこそ！
GGってジャイアンツ女子ってことにしてください
痔はヒミツ!!!
しーしー
応援は力まないようにね！
ウフフ♡


＊ ①大腸の中を便が通過することに問題がある場合。②肛門の排出力の低下がある場合。③がんなどの疾患による通過障害がある場合。

# 肛門の内と外の筋肉がはたらく排便のしくみ

ふだん直腸は空っぽですが、**便が結腸から直腸に送られてくると、直腸の壁が刺激されて排便反射が起こります。**排便反射の指令は脊髄の最下部にある仙髄が出します。この仙髄が自動的に便を出すようにする指令を直腸と、肛門を閉じている内肛門括約筋に伝えると、筋肉が緩んで便が押し出されます。これらの情報伝達をしているのは副交感神経です。

また、排便には脳も関わっています。直腸に便が送られてきたという連絡は、仙髄に入ると同時に、脳にもその情報が伝えられ便意が生じます。実際にトイレに行けないときは、**脳が排便反射をある程度は自動的に抑える**とともに、内肛門括約筋の外側にある外肛門括約筋がはたらき便意をがまんすることができます。外肛門括約筋は自分の意志で開け閉めができる横紋筋（骨格筋）です。ちなみに内肛門括約筋は自動的に動く平滑筋です。

以上のことから、**排便には筋肉が活躍している**ことがわかります。自動的にコントロールされて**内肛門括約筋が緩んで便が押し出されるしくみ**と、自分の意志で**外肛門括約筋が開け閉めできるしくみ**の2つがあることをおさえておきましょう。

## 痔の種類

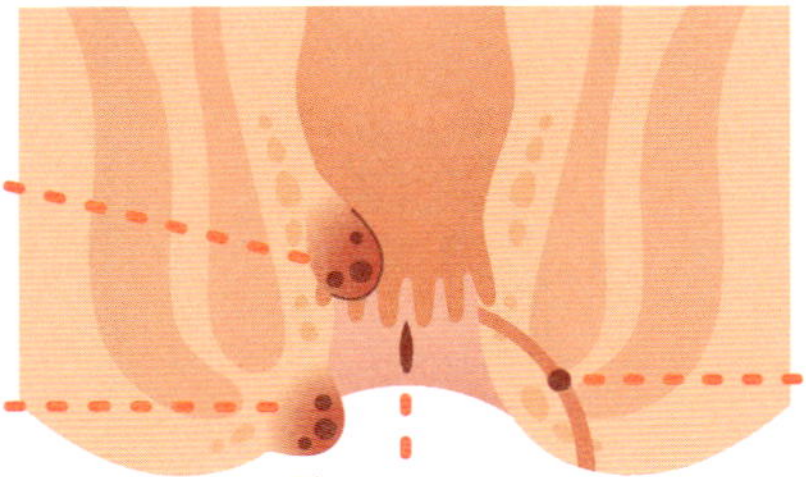
内痔核（いぼ痔）
肛門の内側にしこりができる痔。
外痔核（いぼ痔）
肛門の外にしこりができる痔。
裂肛（きれ痔）
肛門の皮膚が切れたりする痔。
痔ろう（あな痔）
何らかの原因で炎症が起き、膿が流れるトンネルができた状態。

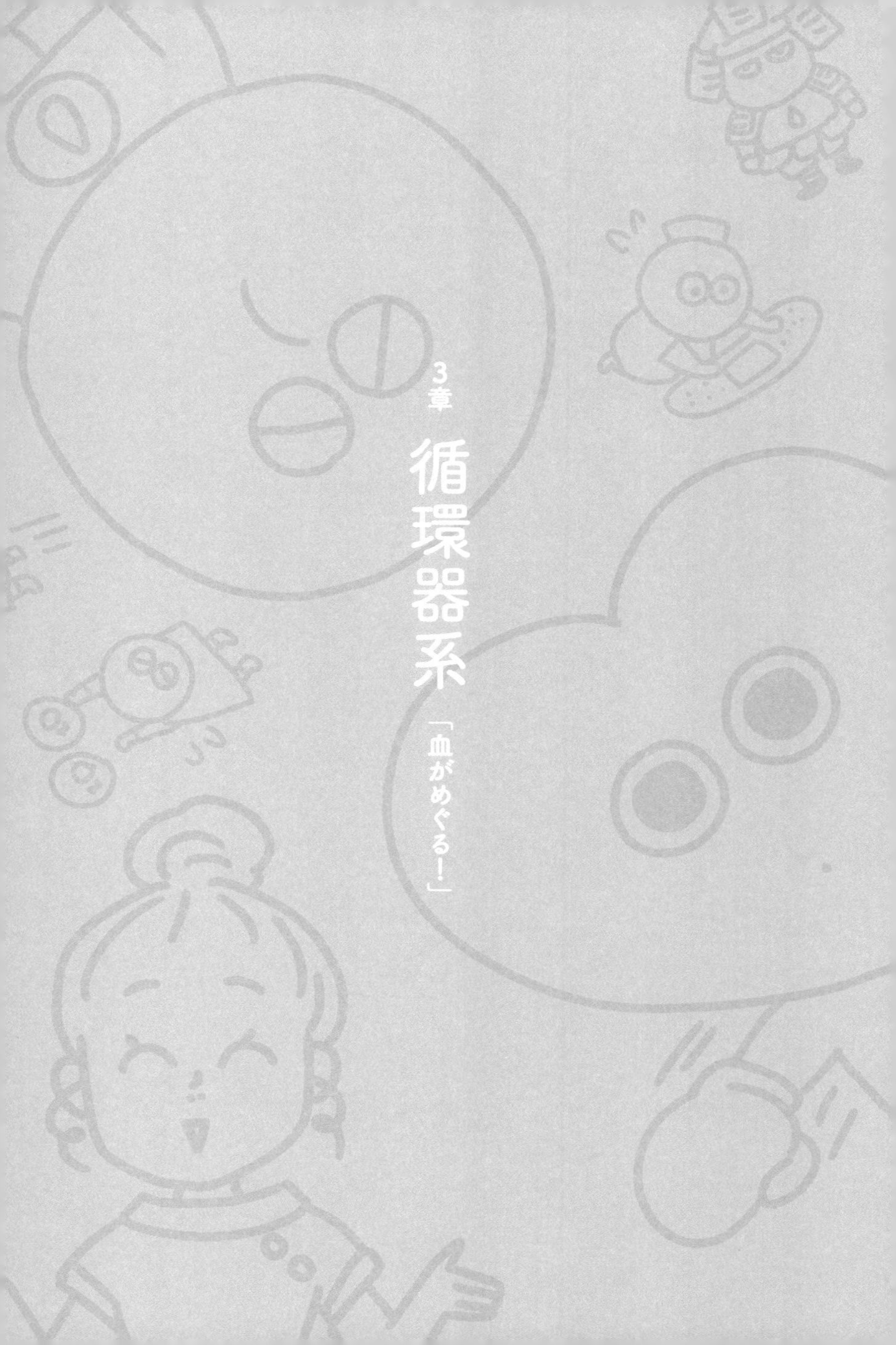

3章

# 循環器系

「血がめぐる！」

# 血管は体の中のパイプライン

人の体には、ドクドクと血液が流れています。これが生きている証とイメージする人も多いでしょう。血液がすみずみまで行きわたるように、体中に血管が張りめぐらされています。

血液は心臓から送られて、動脈を通って全身に酸素と栄養素を運びます。また、血液には、組織で発生した二酸化炭素を肺へ運び出す役割もあります。これは血液中の赤血球にあるヘモグロビンが、酸素と二酸化炭素の交換を行っているのです。

また、栄養や老廃物は血液の液体成分の血漿《けっしょう》に溶け込んで運ばれます。さらに、白血球は血液内に侵入した細菌やウイルスなどの外敵を退治する役割を果たしています。そして、血小板は破れた血管をふさいで、出血を最低限に抑えます。これらのはたらきは、血液が流れていないとできない仕事です。

この重要な血液の流れ＝血流をつくり出しているのが、心臓です。ですから心臓が止まってしまうと、血液の流れも止まってしまいます。やがて、体の中の細胞は栄養や酸素が不足し、老廃物がたくさん溜まっていくことにもなり、死に至ります。

このように血液が全身をめぐるしくみを循環器系といいます。この循環器系全体で力を発揮しているのが心臓であり、24時間休むことなくはたらき続けています。

# 全身の血液循環

左心室を出て全身に酸素を届け、二酸化炭素などを集めて右心房に戻るのを体循環、
右心室を出て肺で酸素を取り込み、二酸化炭素を出して左心房に戻るのを肺循環といいます。

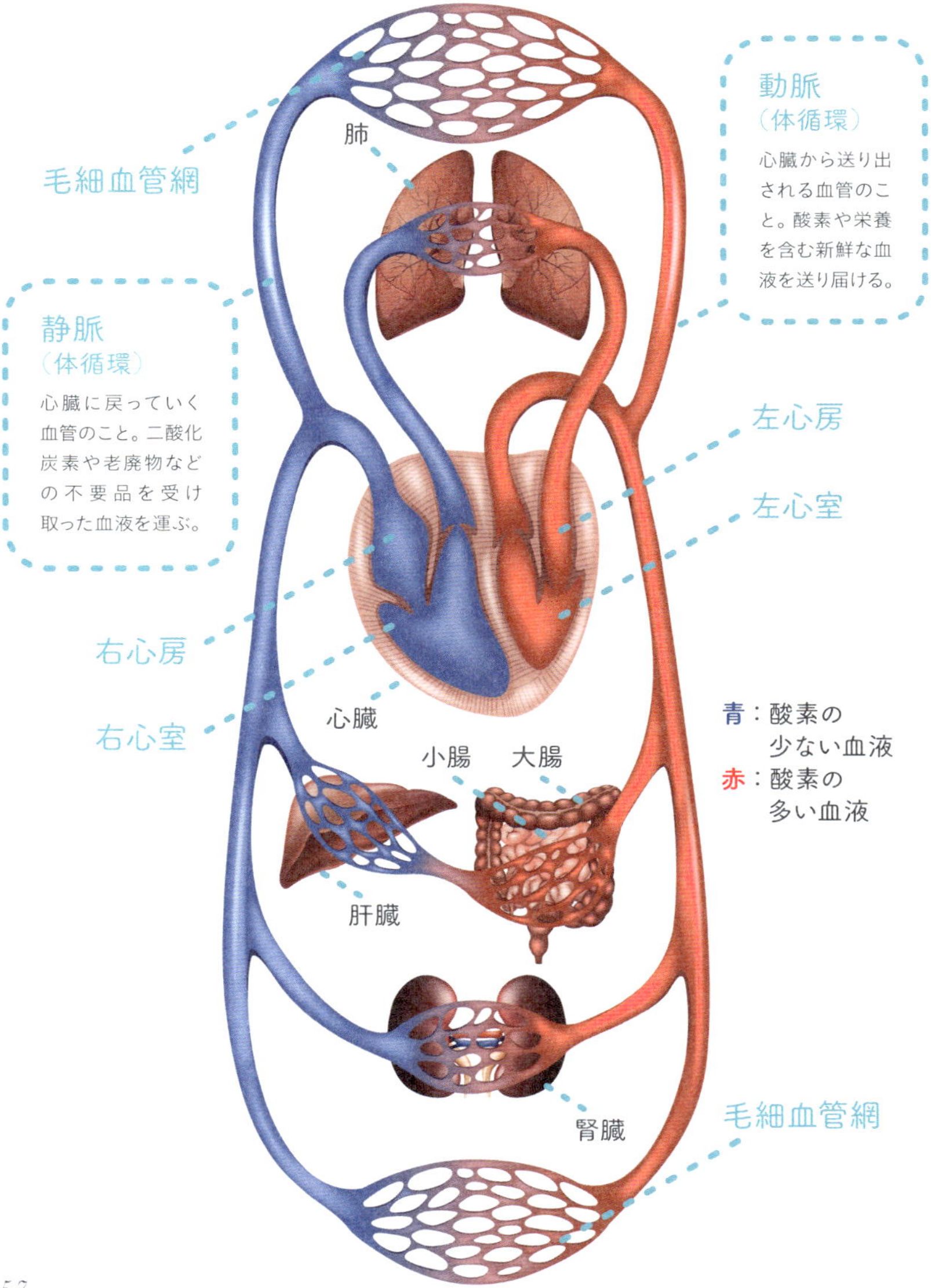

# 血液

## 全身を循環して酸素や栄養を運ぶ

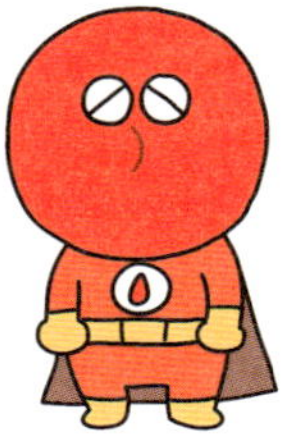

赤血球ちゃん

まん丸い顔が人気のゆるキャラ。ゆるキャラといえど地味で疲れる仕事ばかりなので、実は数ヵ月おきに入れ代わっている。

心臓を起点にして全身を循環し続けている血液は、体重の約13分の1に相当する量が流れています。血液の成分は血球という有形成分と、血漿という液体成分で構成され、全血液の55〜60％を血漿が占めています。

血球には、酸素や二酸化炭素を運ぶ赤血球、侵入してきた病原菌などの異物を退治する役割の白血球、血液を凝固させるはたらきを持つ血小板などがあります。白血球の約30％を占めるリンパ球は抗体を生産し、生体防御の役割があります。血球は、骨髄にある幹細胞という1つの細胞が分化してできます。赤血球は最初、核を持っていますが、細胞分裂の過程で抜けてしまいます。白血球は細胞分裂を繰り返し、好中球、好酸球、好塩基球、マクロファージ、リンパ球（B細胞、T細胞）に分化していきます。そして血小板は、巨核細胞となった細胞質の一部分から生成されます。これらの血球は、それぞれ成熟した後に類洞《るいどう》といわれる毛細血管に入り、全身に運ばれます。

血漿の90％は水分で、タンパク質やブドウ糖、塩分、カルシウム、カリウム、リンなどの電解質、ホルモン、ビタミン類などが含まれています。主な役割は、体が要求する水分や栄養などのさまざまな物質を運ぶこと、赤血球や白血球を全身に行き渡らせること、また新陳代謝による老廃物を除去することなどです。

血漿に含まれるタンパク質の大半はアルブミンです。血液中の浸透圧を保つ役割があり、血管内外の水分量の調節をします。腎臓や肝臓のはたらきが低下すると、血漿内のアルブミンが不足し、水分をうまく運べなくなります。そのため、むくみ（浮腫）が引き起こされます。

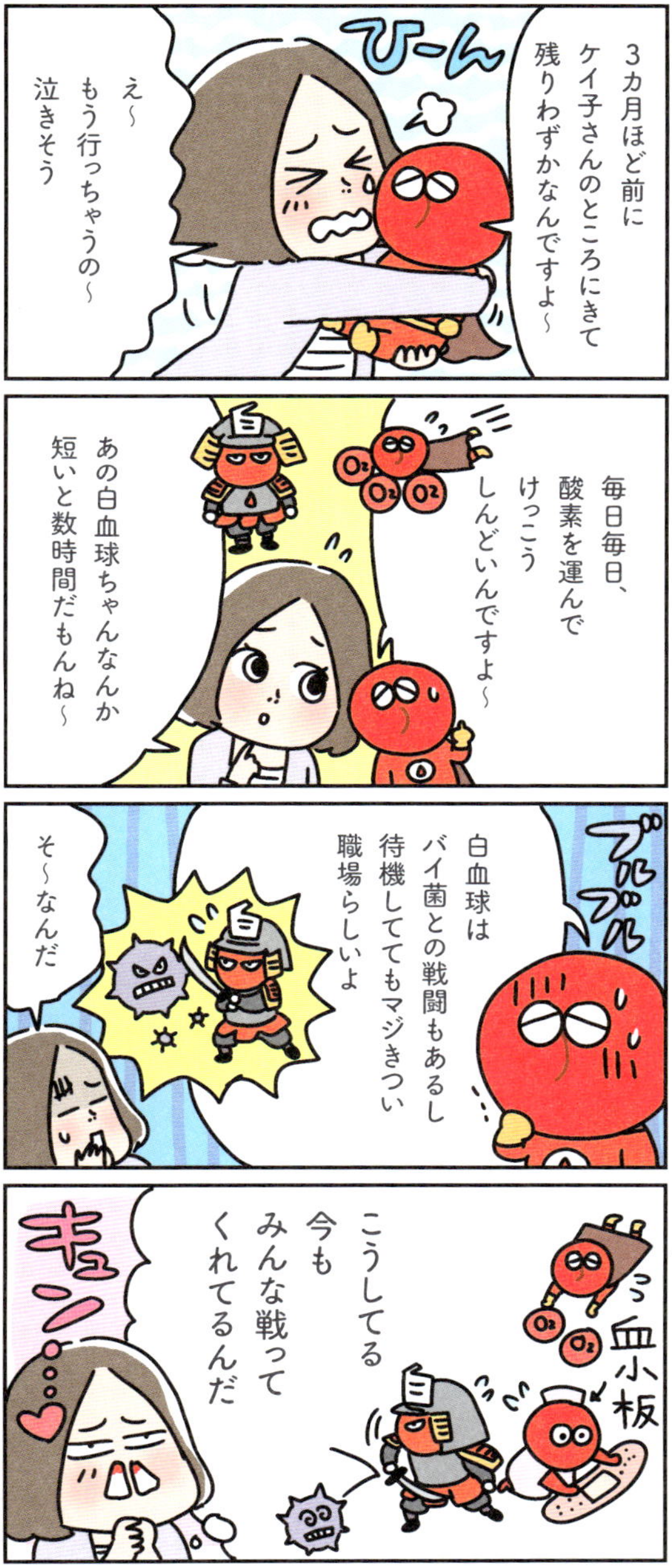
ひーん
3カ月ほど前に
ケイ子さんのところにきて
残りわずかなんですよ～
え～
もう行っちゃうの～
泣きそう
白
毎日毎日、
酸素を運んで
けっこう
しんどいんですよ～
あの白血球ちゃんなんか
短いと数時間だもんね～
ブルブル
白血球は
バイ菌との戦闘もあるし
待機しててもマジきつい
職場らしいよ
そ～なんだ
血小板
こうしてる
今も
みんな戦って
くれてるんだ
キュン

# 血管

## 心臓から送り出された血液を全身に運ぶパイプ

人体に網の目のように張りめぐらされている血管は動脈、静脈、毛細血管の3つに分けられます。心臓から出た血液は、動脈から細く枝分かれして毛細血管につながり、そこから細胞に酸素と栄養を渡しながら静脈に入り込み、心臓へと戻ります。

動脈、静脈の血管壁は内膜、中膜、外膜の三層構造で、毛細血管壁は内膜のみで構成されています。内膜は血管の一番内側を覆う膜で、血液を円滑に流すためにとても薄くてなめらかです。心臓からの血液を組織へ送る動脈は壁が厚く、弾力があります。血液を循環させているのは主に心臓ですが、動脈自体も拡張や収縮を繰り返しています。一方、静脈の壁は動脈に比べて中膜の平滑筋が少なく、弾力がありません。静脈では周囲の筋肉が伸縮を手助けしており、重力の影響を受けやすい手足の静脈には血液の逆流を防ぐための弁がついています。また、毛細血管の壁はさらに薄く、毛細血管を通して組織との間で栄養やガスを交換しています。

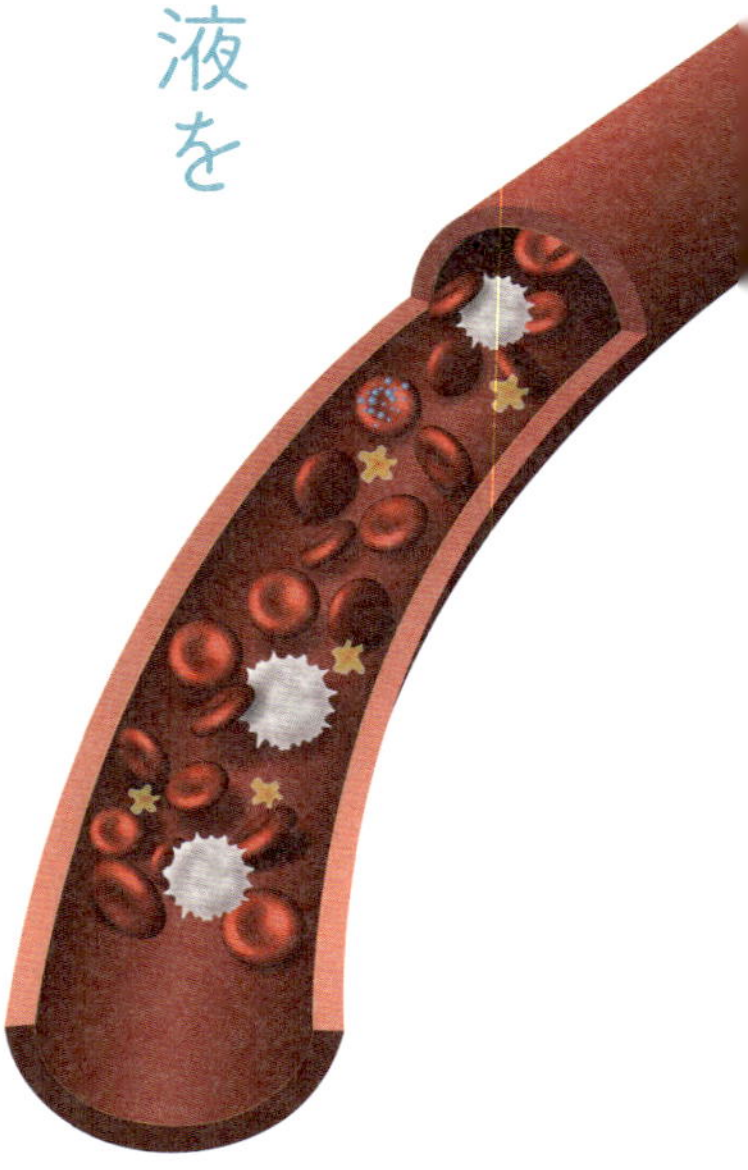

血管にかかる血液の圧力が血圧です。最高血圧（収縮期血圧）は心臓が収縮し、血液を送り出した時の血圧の値。逆に心臓が拡張したときの値が最低血圧（拡張期血圧）です。血圧が上がるのは、血管の壁にかかる圧力（負荷）が大きくなっているからです。

血管は加齢に伴い、影響の出やすい器官だとされています。老化するにしたがい、動脈は硬くなったり伸びが悪くなって、一般的には血圧は高くなります。ただし、最高血圧は上がりますが、最低血圧が下がっていきます。血管の内腔が狭くなるため、血栓で血管がつまりやすくなり、脳梗塞や心筋梗塞を引き起こす可能性が高くなると考えられています。

Column

## エコノミークラス症候群

正式名称は「静脈血栓塞栓症」といいます。長時間同じ姿勢をとり続けることで主に下肢の静脈にできた血栓が飛んできて、肺の血管をふさいでしまう病気です。血中の酸素濃度が急激に下がるため息が苦しくなり、失神やショックを起こすことがあります。ときには死亡することもある恐ろしい病気です。脚をこまめに動かす、水分を十分にとるなど、脚の血液のめぐりが悪くならないようにすることで予防できます。

# からだをめぐる！ 血液・血管のヒミツ

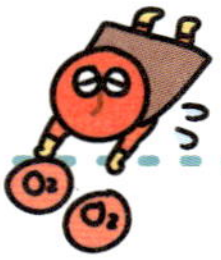

## 貧血ってなんですか？

立ち上がったときにふらふらするのは「起立性低血圧（俗にいう脳貧血）」といい、貧血とは違う状態です。病名としての貧血とは、血液中の赤血球やヘモグロビンが足りない状態のことをいいます。血液中の酸素が減り、エネルギーがつくれなくなるので、疲れやすい、どうき、息切れなどの症状が出ます。月経や出産により血が失われる女性は、特に貧血になりやすく、10人に1人が貧血ともいわれています。

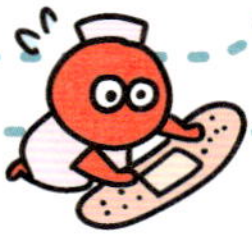

## 内出血はどうして自然に消える？

内出血は皮膚の下で血管が破れ血液が流れ出している状態です。血小板のはたらきで血液はすぐに固まり、血栓になります。時間が経つと、血栓を溶かす酵素のはたらきで、内出血のあざもしだいに薄くなるのです。

## 冷え性は体温が低い？

冷え性は、体の表面が冷たい状態で、体温が低いわけではありません。体の中心部の温度を保つために、体の表面の血管を収縮させ、熱が逃げないようにしているのです。逆に、手足など体の表面が温かいのは、体温を下げようとしているときです。

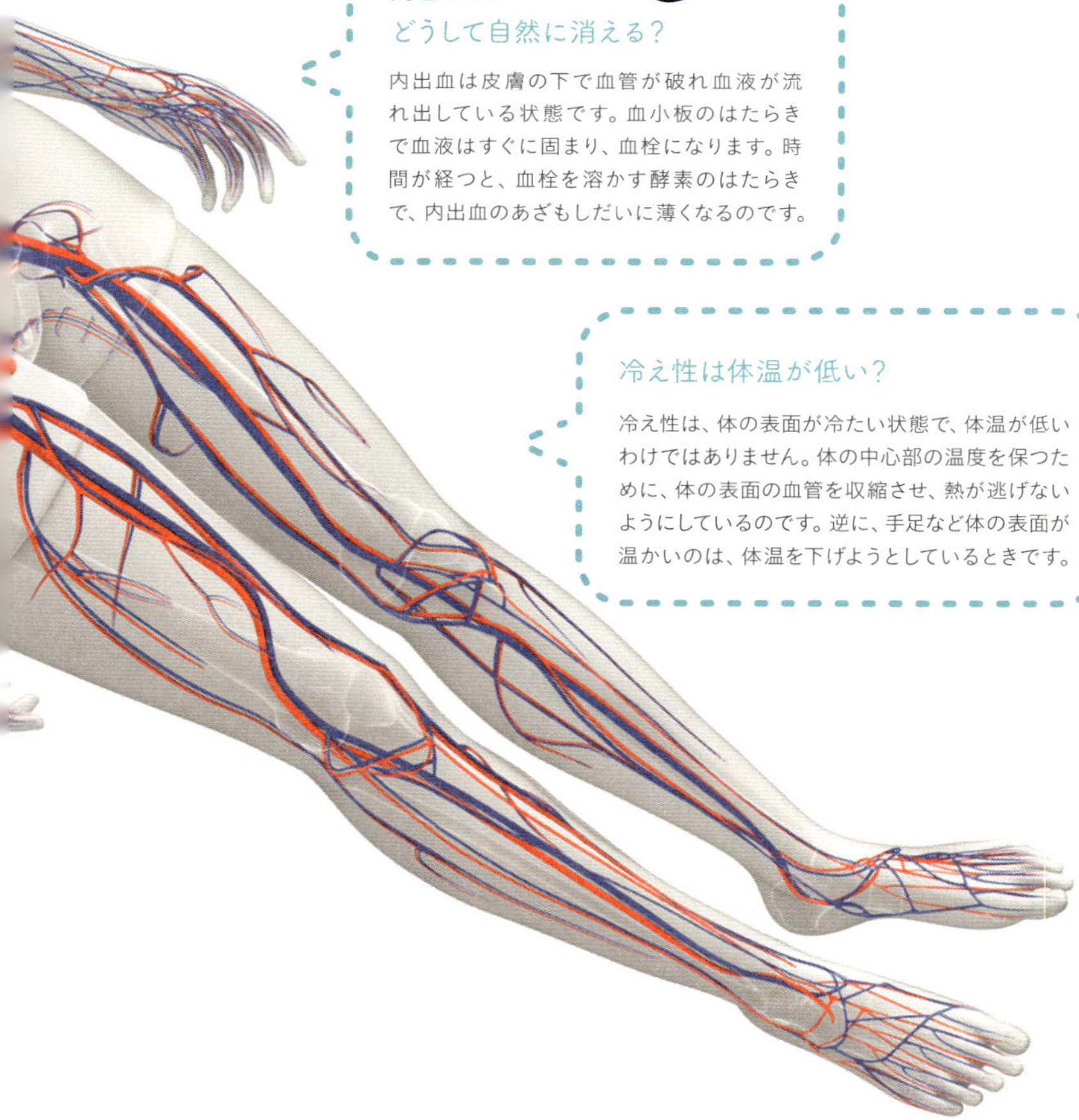

### 目の下の青いくまは血管の色

目の下が青くなるのは、酸素不足の暗い血液の色が、皮膚に透けて見えているからです。青いくまは血行が改善すれば解消される場合もあります。

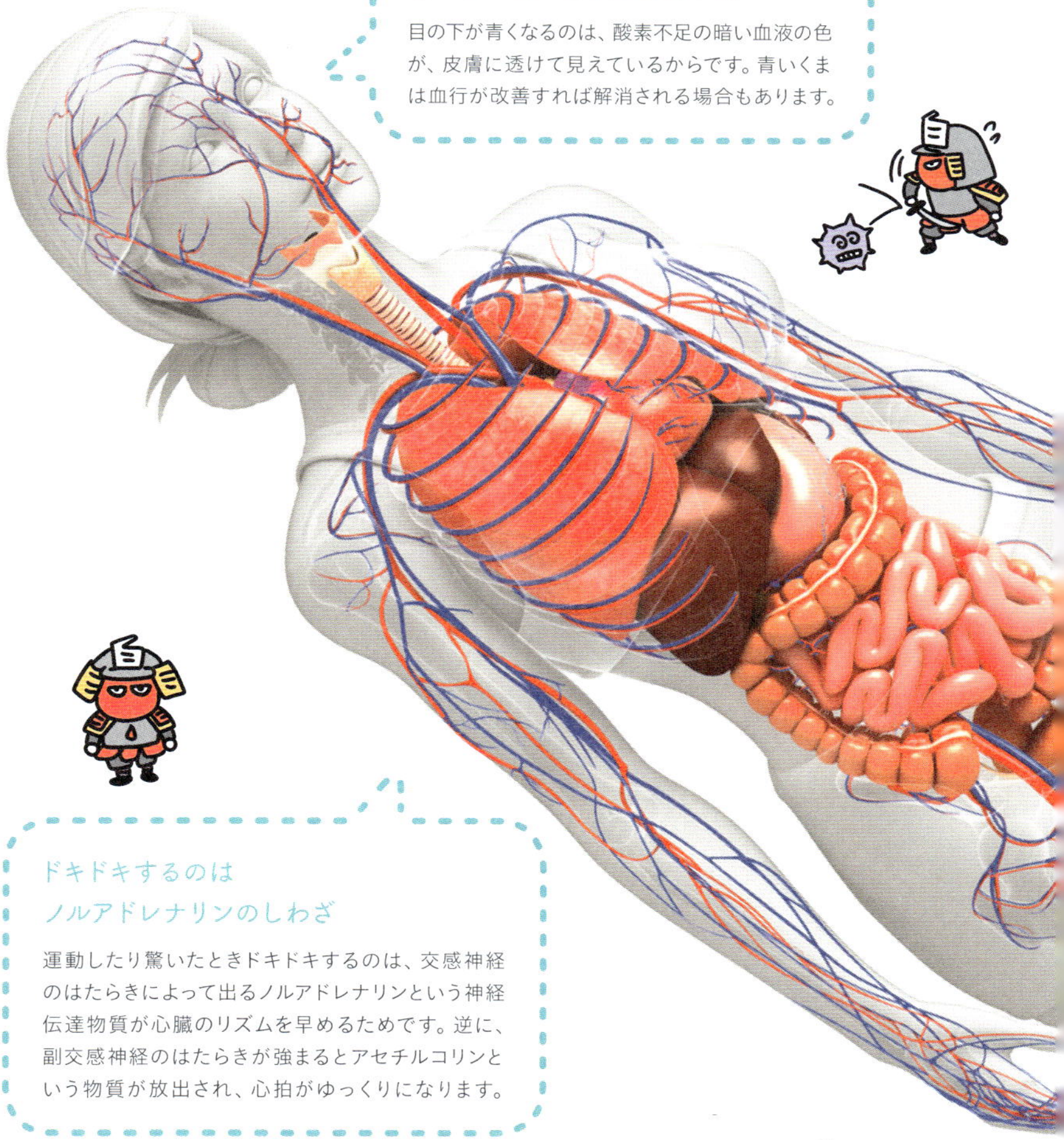

### ドキドキするのは ノルアドレナリンのしわざ

運動したり驚いたときドキドキするのは、交感神経のはたらきによって出るノルアドレナリンという神経伝達物質が心臓のリズムを早めるためです。逆に、副交感神経のはたらきが強まるとアセチルコリンという物質が放出され、心拍がゆっくりになります。

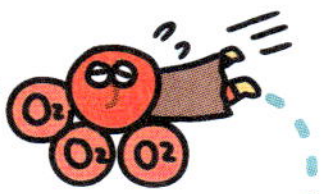

### 血液はたった1分で全身を一周する

血液の量は、だいたい体重の13分の1といわれています。体重60kgの人の血液量は約4.6ℓということになります。心臓が1分間に送る血液量は約5ℓなので、血液は1分足らずで全身を一周する計算です。

# 心臓

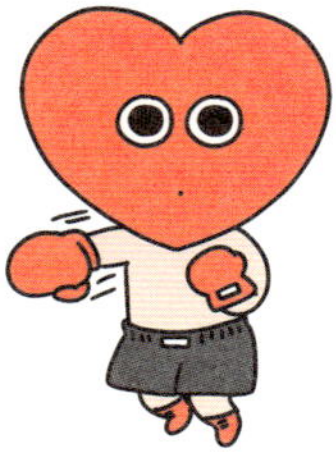

### ハートちゃん

ハート形が人気のゆるキャラ。赤血球ちゃんとは違い終身雇用制なので、自分のペースを守ってはたらく。イケメンにめっぽう弱い。

## 血液を全身に送り出すポンプの役割

心臓は体の左にあると、よくいわれます。これは、心尖部《しんせんぶ》という心臓の一番下の尖った部分が左の乳頭の下あたりにあり、比較的体表面に近いところに位置するからです。心音を聴くために医師が聴診器をあてる場所です。実際の位置は左右の肺に包まれるように、胸部の中央からやや左寄りにかけてあります。大きさは握りこぶしよりもやや大きめで、重さは約２００～３５０ｇ。右心房、右心室、左心房、左心室の４つの部屋に壁で仕切られています。心房と心室の間には、それぞれ弁があります。

**心臓の役割は、全身に血液を送ること**です。血液が全身をめぐって右心房に戻り、右心室に送られた後、肺動脈を通って肺に流れ込みます。ここで酸素を受け取り、血液は肺を出て、肺静脈を通って左心房に移動します。酸素を十分に含んだ血液は、左心房から左心室へと移動して、再び全身へ流れていきます。このため、**心臓はポンプのように伸縮を繰り返して血液を循環させています**。この伸縮のことを拍動と呼び、自律神経により支配された無意識の活動です。**伸縮の命令を出すのは脳ではなく心臓**であり、右心房にある洞房《どうぼう》結節《けっせつ》です。たとえ**脳の機能が停止しても、脳死のような生命維持の状態が続く**のはこのためです。

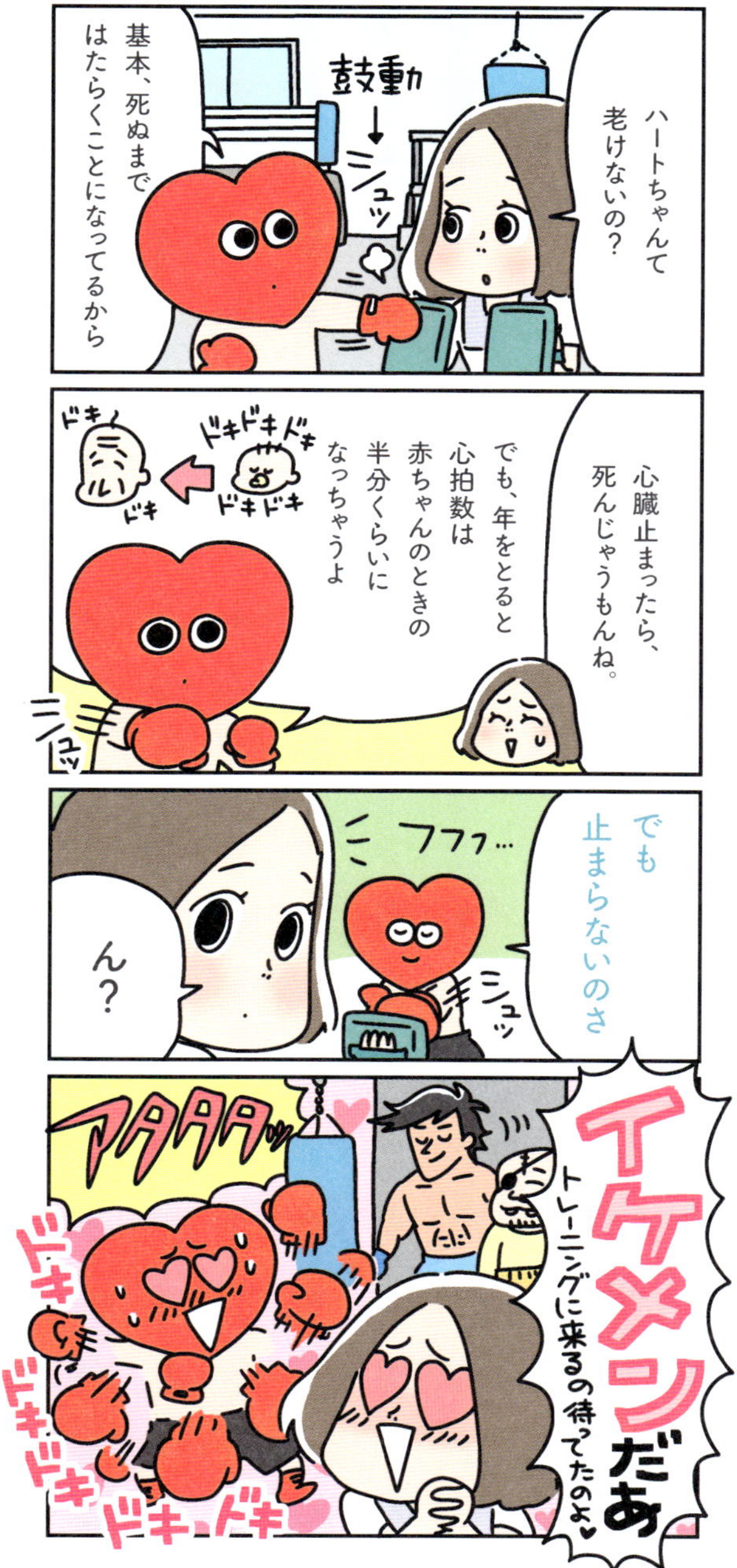


拍動回数（心拍数）は、成人の安静時で60〜80／分程度、運動時には１２０〜１８０／分程度に上がります。運動すると心配数が増えて全体としての心筋の酸素消費量は増えますが、１心拍あたりの消費量はむしろ減り、苦しくなります。スポーツ選手は、トレーニングにより１回の拍動で送り出される血液の量（１回拍出量）が増え、運動しても心拍数が上がりにくくなるため苦しくなりにくいといわれています。

# リンパ

## リンパ系のネットワークで病原体から体を守る

血管と同様、リンパ管も全身をめぐっており、そのネットワークがリンパ系です。**リンパ系は体外からの侵入者と戦って体を守る役割（免疫系）の中心**です。**体の非自己異物除去システム**ともよばれます。自分自身の細胞でない異物（細菌、ウイルスなど。抗原という）を攻撃して排除します。

血液中の水分（血漿成分）が細胞間にしみでたものを組織液といいます。組織液をふたたび血管の中に戻すのがリンパ管です。組織液は、細菌やがん細胞、ウイルス、古い細胞や血液成分の残骸などを運んでリンパ管に入り、リンパ液となります。リンパ液は、体の末端から中心の心臓に向かって流れ、最後に静脈と合流します。

リンパ管の各所に分布する**リンパ節は、感染の広がりを防ぐ関所**のようなところです。リンパ液をろ過し、侵入した病原体を血液循環に入れないためのフィルターです。リンパ節には、病原体のところにかけつけて抗原となる細菌を取り込み、消化（食作用）するマクロファージがいます。その他、樹状細胞、ウイルスに感染した細胞やがん細胞を破壊するＮＫ（ナチュラルキラー）細胞、Ｂ細胞、Ｔ細胞などリンパ

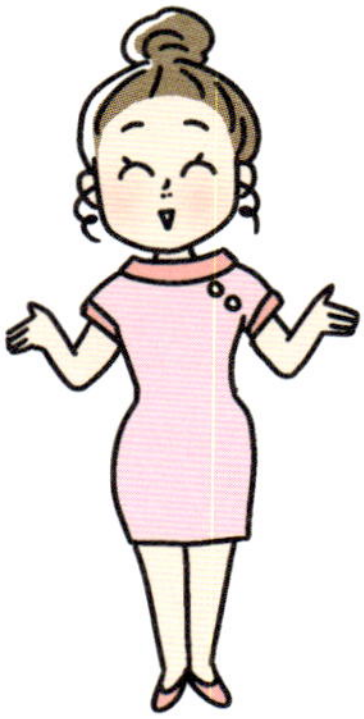

リンパちゃん

OLさんに人気の美人セラピスト。細菌やウイルスと戦う女戦士でもある。

球をはじめとするたくさんの白血球の仲間も集まっています。

食作用に対して、相手を見極めて攻撃する作戦を担当しているのがリンパ球です。作戦（特異的防衛機構）は二つあります。一つはB細胞が産生する抗体による液性免疫です。液性免疫ではヘルパーT細胞からの指令を受けてB細胞が形質細胞へ分化し、特定の異物（抗原）を攻撃する抗体というタンパク質を産生します。

もう一つは細胞性免疫です。細胞性免疫で中心となってはたらくのがT細胞の一種の細胞傷害性T細胞（キラーT細胞）とNK細胞です。ウイルスはヒトの細胞に入り込んで増殖します。しかし、抗体は細胞に入り込んでしまったウイルスに対しては効果を発揮できません。そこで、ウイルスもろとも感染した自身の細胞ごと破壊するのです。ヘルパーT細胞が放出したインターフェロンなどのサイトカインという物質により、活性化された細胞傷害性T細胞がパーフォリンを分泌するなどし、感染細胞を攻撃、排除します。

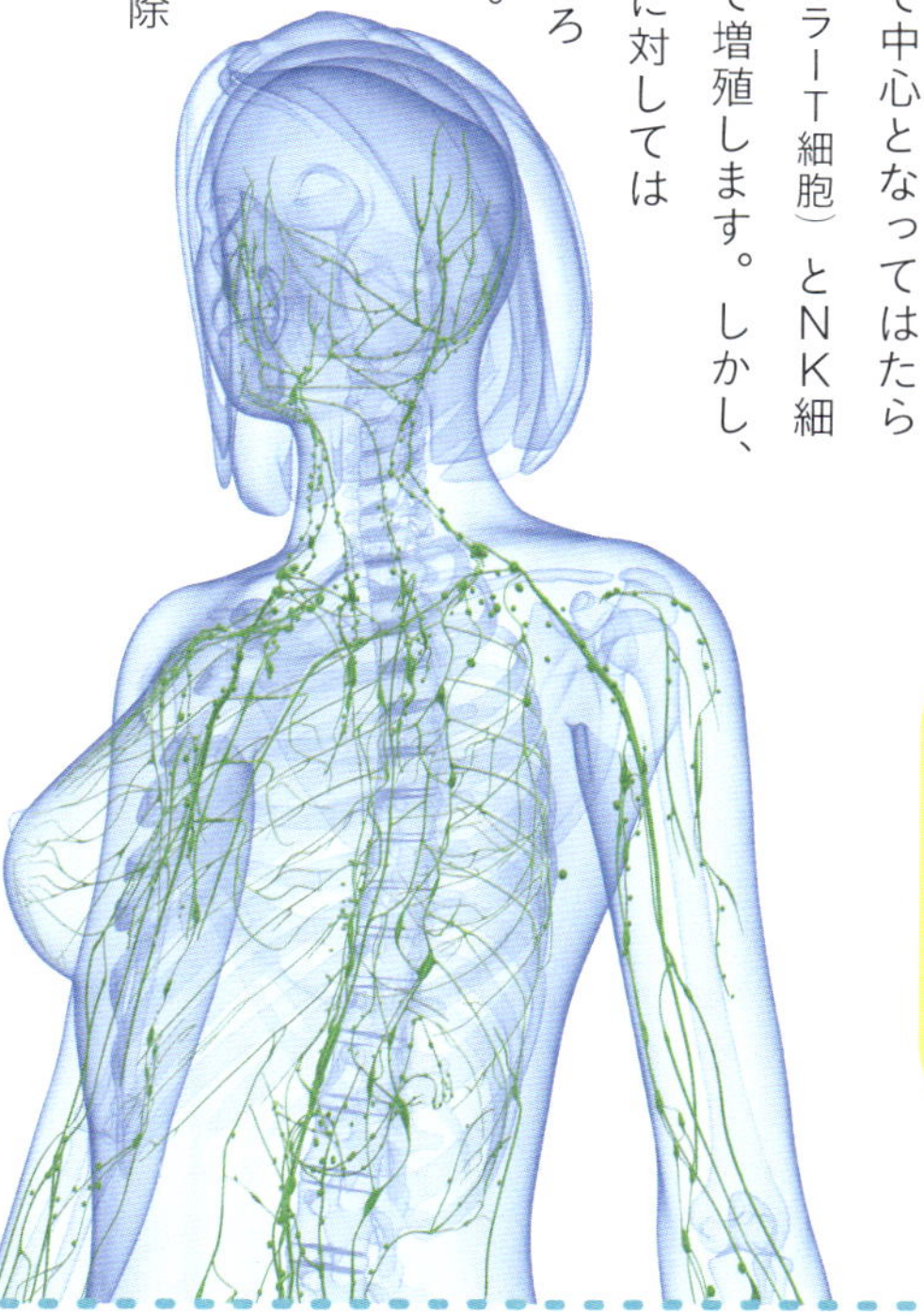

Check point

**自己と非自己**

体は、自分と同じものを「自己」、異なるものを「非自己」として区別しています。免疫系では、「非自己」が体に侵入してきたとき、これを排除しようと働きます。

# リンパの流れは深いルートと浅いルートの2つ

リンパの流れには深いルート（深部リンパ）と浅いルート（表在リンパ）があります。深いルートは、筋肉の間や下、また胸腔と腹腔の中を走り、基本的には血管に沿っています。浅いルートは皮膚のすぐ下（筋肉の上）を流れています。浅いルートのリンパの多くは皮膚から集まってきていますが、一部は深部のリンパ管から合流します。

ところで体のむくみは、通常より水分が多くたまった状態です。例えば一日、立ち仕事をした場合、筋肉を動かさないとリンパの流れが悪くなるため、夕方には脚がむくみやすくなります。むくみは皮膚で触れてわかることが多いので、皮膚の下に水が溜まると思いがちですが、体の深部にも起こります。

がんの治療や炎症が原因となってリンパの流れが停滞し、腕や脚がむくむことがあります。このむくみをリンパ浮腫といいます。リンパ浮腫を発症した場合は、専門医を受診し、悪化を防ぐことが大切です。

*Column*

## リンパの流れをよくするには？

リンパマッサージというと、リンパの流れる方向にマッサージをしなければならないというイメージがありますが、実はマッサージする方向と、リンパの流れる向きは関係ありません。リンパ管には弁がついていて、たとえ逆方向にさすっても正しい方向にしか流れないのです。

リンパ管は体の中心部にある太いものから細胞の周囲にある毛細リンパ管まで、全身に張りめぐらされています。ですから、皮膚表面をさするだけでもある程度リンパの流れは改善します。一方、太いリンパ管にアプローチしたい場合は、マッサージよりも、運動をして腹筋や呼吸筋を動かすほうが効果的です。

リンパ浮腫の患者さんに適応するリンパマッサージ（リンパドレナージ）は、専門の施術者が行う医療マッサージです。いわゆるリンパマッサージや美容目的のものとは異なります。

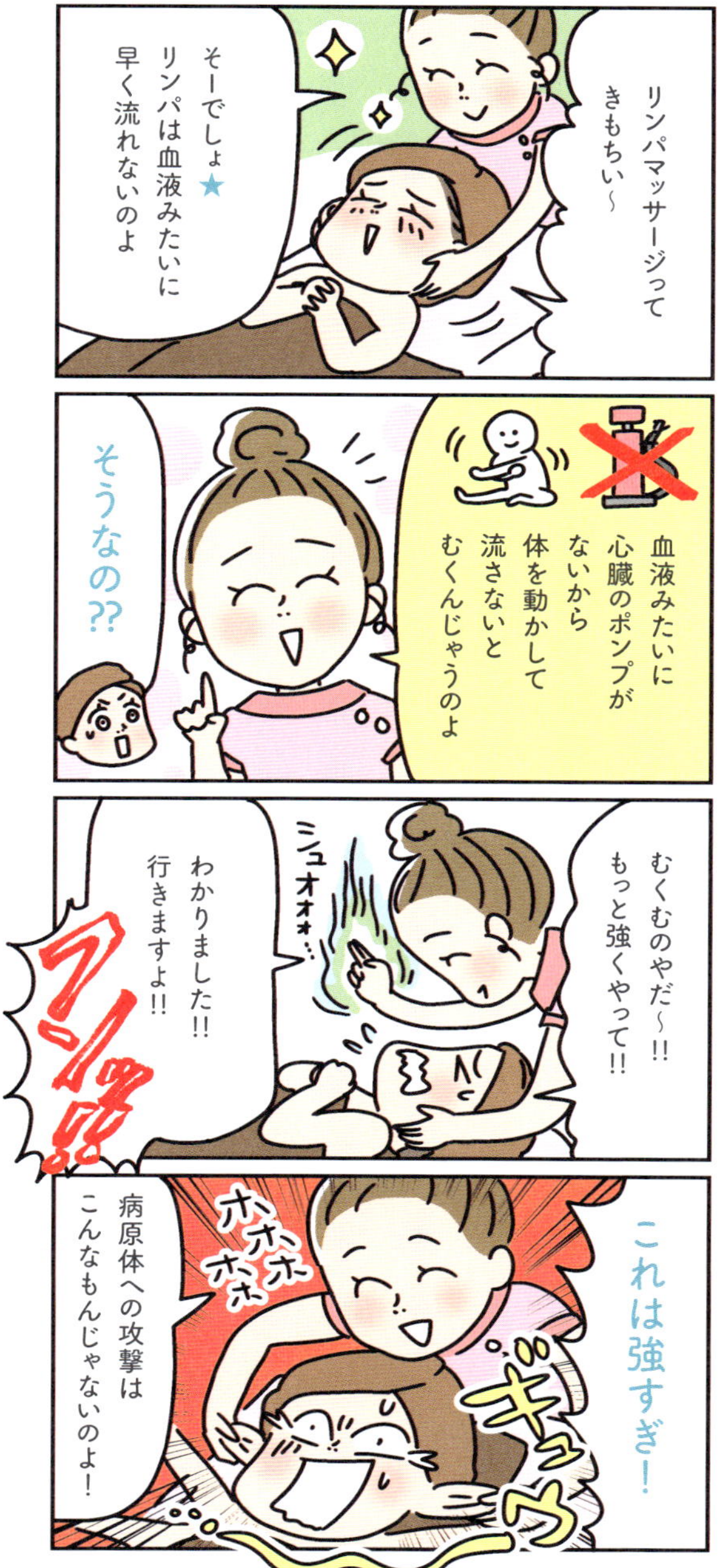
リンパマッサージって きもちい〜
そーでしょ★ リンパは血液みたいに 早く流れないのよ
血液みたいに 心臓のポンプが ないから 体を動かして 流さないと むくんじゃうのよ
そうなの??
むくむのやだ〜!! もっと強くやって!!
シュオオォ…
わかりました!! 行きますよ!!
フン??
これは強すぎ!
ホホホホホ
ギュウ
病原体への攻撃は こんなもんじゃないのよ!

# リンパ節がはれているのは病原体と戦っている証拠

リンパ節は、細菌やウイルスなどの病原体が体内に侵入するのを防ぐ前線基地といえます。傷口などから細菌やウイルスが侵入して、白血球の一種であるリンパ球と好中球との戦いに勝ち抜いた場合、さらに戦いながらリンパ管内の奥深く侵入していきます。腕や脚などのリンパ管が赤いすじとして見えたり、リンパ節がはれて痛むのは、ここまで到達した細菌やウイルスとリンパ球が必死に戦っているためです。

体内に侵入した病原体をリンパ球と好中球が退治した場合、その後もリンパ球はこのときの病原体による抗原を記憶し続けます。そして、この抗原の記憶は新しく生まれてくるリンパ球にも伝達されます。このため、再び同じ病原体が侵入したときにも素早く発見し、増える前に退治します。一度はしかにかかると、再びかからないのはこのためです。また、予防接種は病気にならない程度に少しだけ病原体を体に入れたり、毒性のない病原体の成分だけを入れるなどして、抗体をつくっておく予防法です。

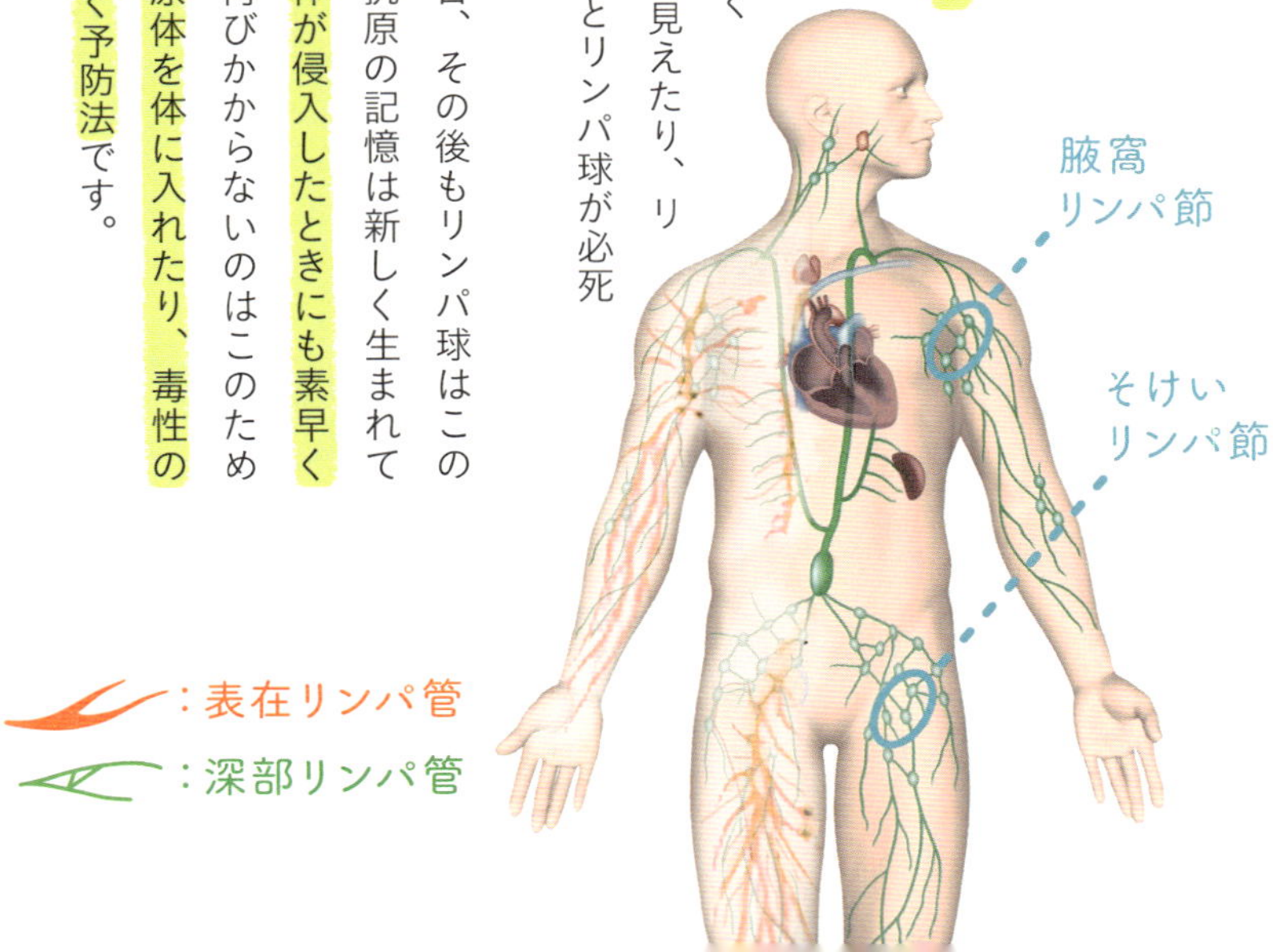
腋窩リンパ節
そけいリンパ節
：表在リンパ管
：深部リンパ管

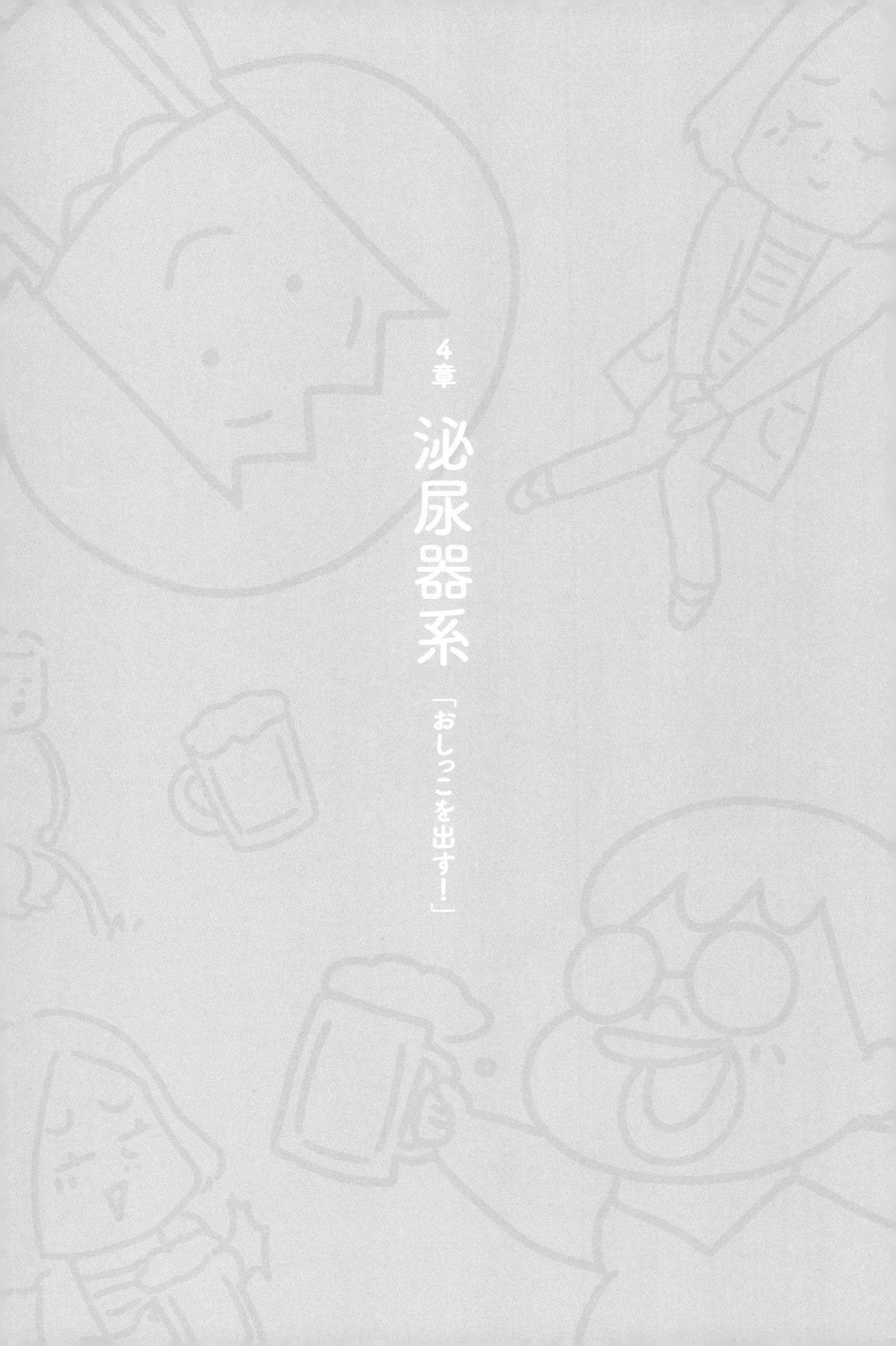

4章

# 泌尿器系

「おしっこを出す！」

# 腎臓から尿道までの排尿の流れ

おしっこを我慢すると下腹部が少し痛くなることがあります。下腹部には尿を溜める膀胱があるからです。尿がつくられるのは膀胱ではなく腎臓です。つくられた尿は腎盂《じんう》に集まり、尿管を通って膀胱まで運ばれます。しばらく膀胱で溜めておかれ、その後に尿道へ出され、尿の出る穴である外尿道口から排尿されます。

排尿のしくみは、膀胱にコップ約1杯の尿がたまったところで、副交感神経が仙髄に自動的に連絡します。この情報は脳にも伝わり、おしっこをしたいという意識を持ちます。この時に排尿できない状況だと、

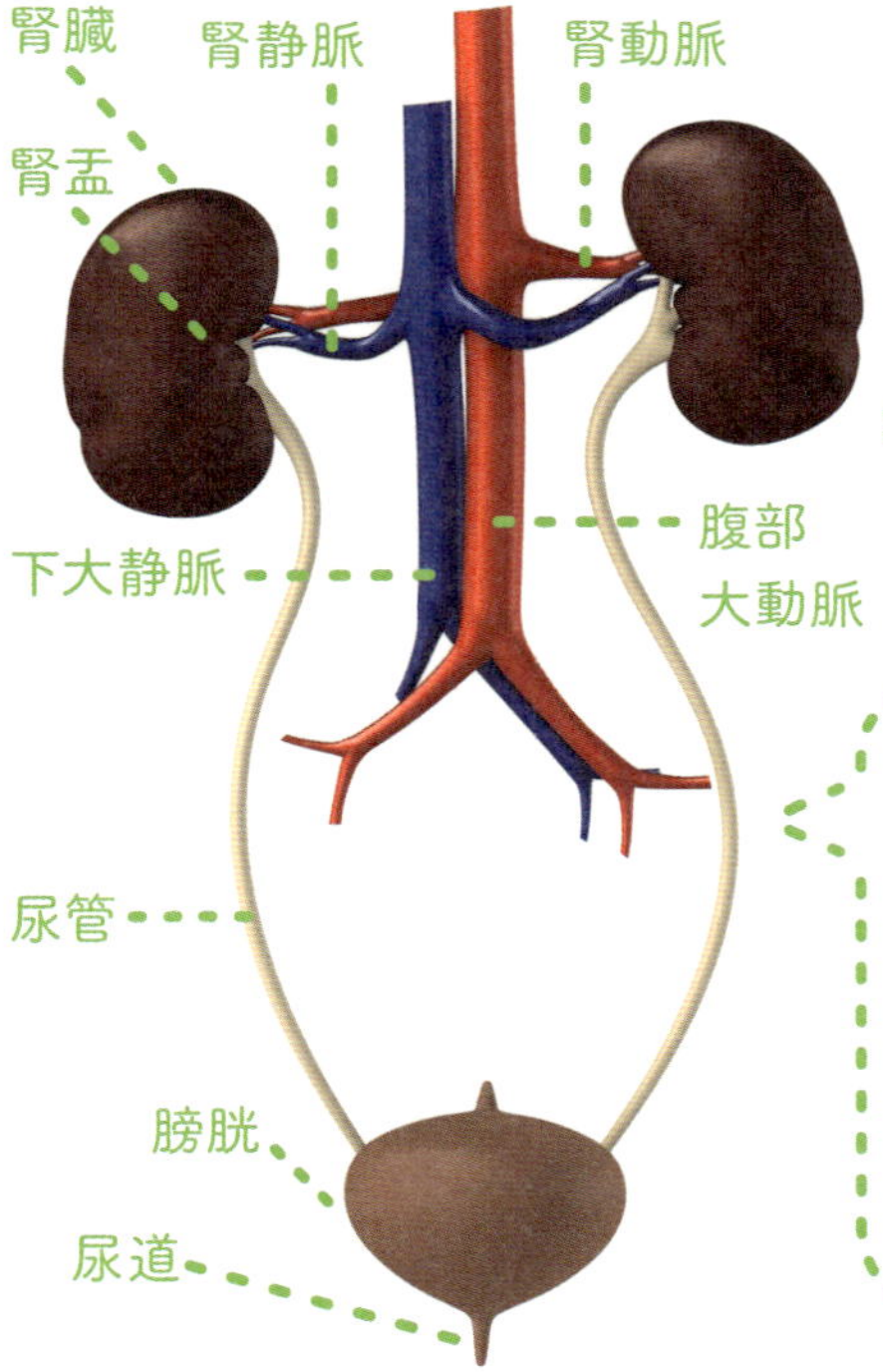
腎臓
腎静脈
腎動脈
腎盂
下大静脈
腹部
大動脈
尿管
膀胱
尿道

### 水を飲まなくても出る！

おしっこには、水分の排出以外に、老廃物を排出する役割もあります。おしっこが出なくなると、体に老廃物が溜まってしまうので、たとえ水を飲まなくても量は減りますが、おしっこは出るのです。

### おしっこを我慢できる限界は？

尿意を感じても、トイレに行くまでは我慢できます。これは、尿道括約筋が自分の意志でコントロールできるからです。しかし、膀胱の容量によって、尿道括約筋の力にも限界があります。自分の意志で尿意を我慢できる限界は、600～800mℓといわれています。

**脳は自動的に交感神経に指令を出して、膀胱をゆるめて内尿道括約筋は収縮して閉じた状態**になります。

このとき、外尿道括約筋は自分の意思で収縮させます。

そして排尿できる状態になると、副交感神経が自動的にはたらき、膀胱を収縮させ、尿を出して内尿道括約筋をゆるめて開きます。同時に外尿道括約筋は自分の意志でゆるめて、外尿道口から尿を出します。

排尿のしくみは排便と同様に、自動的に調節する機能と自分の意志で行う機能があります。

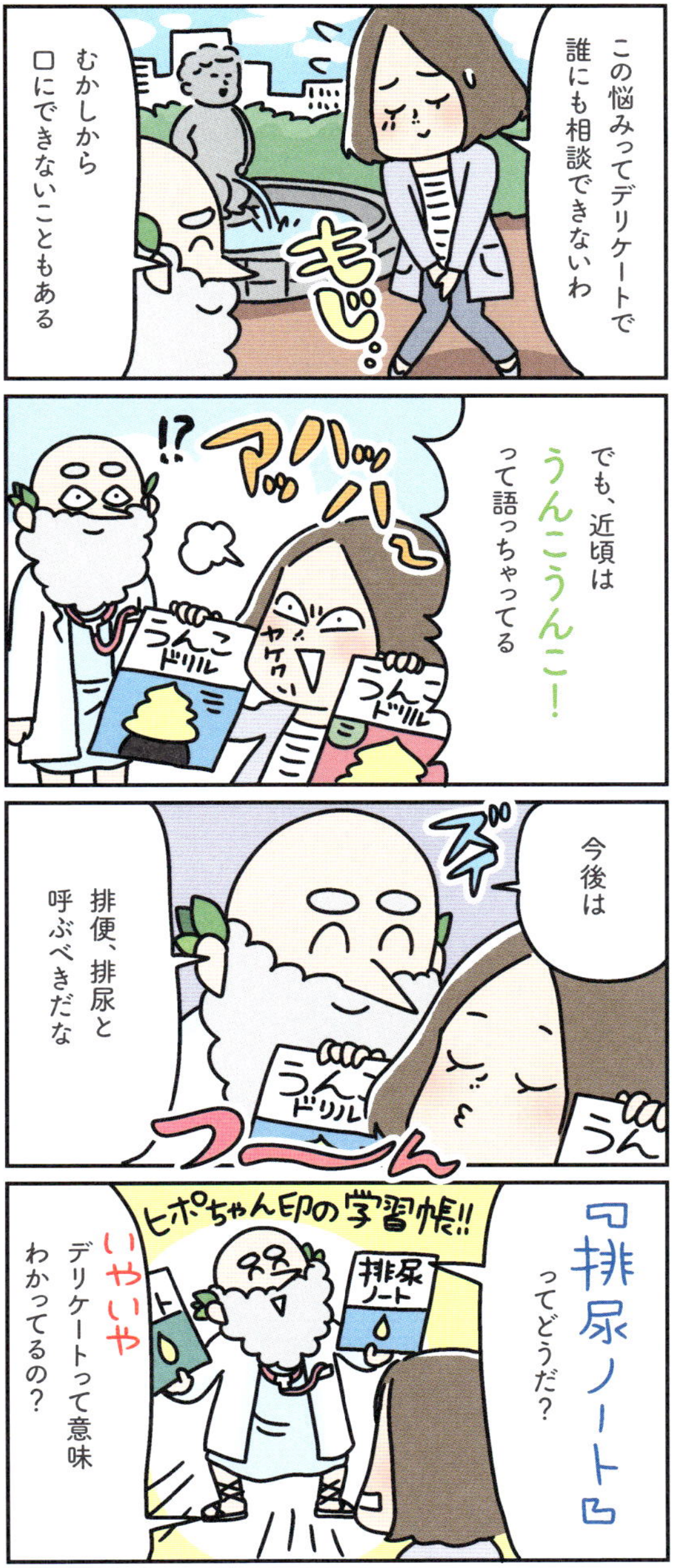

# 腎臓

## 血液をろ過して尿をつくるなど体内環境を保つ要

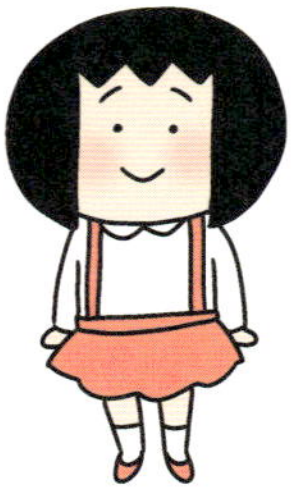

まめ子

おかっぱ頭の女の子。実は双子の妹がいる。噂話が好きで、ケイ子とはなぜだか馬が合う。

腎臓は肋骨の後ろ、ほかの臓器よりも背中側に位置し、背骨をはさんで**左右一つずつ**あります。握りこぶしより少し大きいくらいで、そら豆のような形をしています。**腎臓には、体内環境を保つためにいくつもの重要な役割**があります。血液中の余分な水分や老廃物、塩分などをろ過して不要になったものを尿として排出したり、造血ホルモンを分泌して骨髄に赤血球をつくるように促したり、血圧を調整するホルモンの分泌、活性型ビタミンDをつくるなど、さまざまなはたらきがあります。

腎臓の入口は腎門と呼ばれ、中心部につながった腎動脈からは心臓が送り出している血液の約4分の1の量が常に流れ込んでいます。そして腎小体と、これに続く尿細管からなるネフロンと呼ばれる部分で血液をろ過し、有用成分を取り入れ、**不要な成分を尿として排出**します。**きれいになった血液は、腎静脈を通って大静脈へ、そして再び心臓へ**と戻ります。一方、**不要となった尿は腎盂《じんう》に集まり、尿管へ**送られます。

一日につくられる尿のもととなる原尿の量は、150ℓにも及びます。原尿の中にはブドウ糖やアミノ酸、塩分などの成分が含まれています。これらは尿細管で必要な成分が再吸収され、最終的に尿になります。体外に排出されるときは1・5ℓほどで、その成分は約95%が水分、残りの5%は尿素などの老廃物です。

重い腎炎や腎不全などでネフロンが機能しなくなると、血液はろ過されなくなり、老廃物が血液に溜まります。重症化すると、尿毒症を引き起こして命の危険にもつながります。この場合、透析療法が必要になる場合もあります。

＊飲尿健康法（尿療法）は民間療法。医学的な根拠はない。

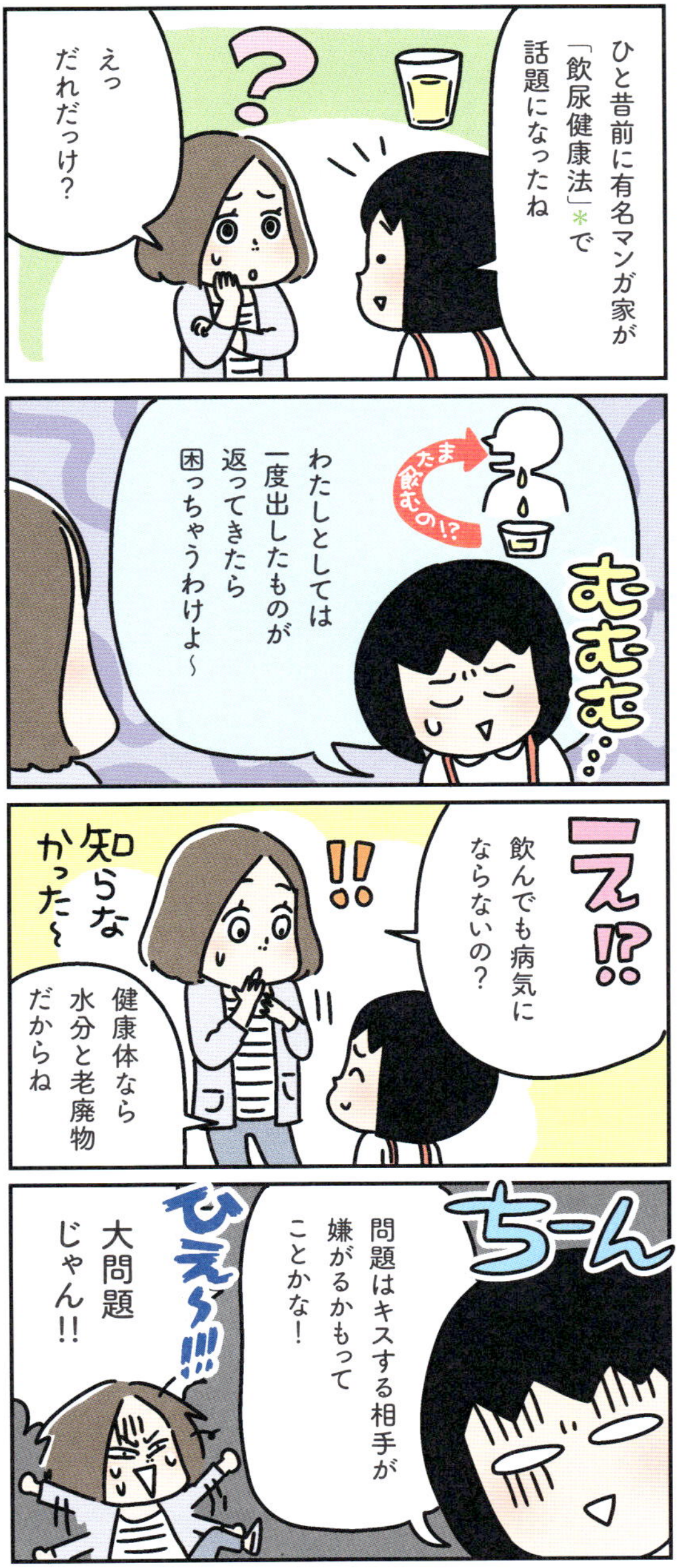

ひと昔前に有名マンガ家が「飲尿健康法」＊で話題になったね
えっ だれだっけ?
また飲むの!?
わたしとしては一度出したものが返ってきたら困っちゃうわけよ~
むむむ…
え!?
!!
飲んでも病気にならないの?
知らなかった~
健康体なら水分と老廃物だからね
ちーん
問題はキスする相手が嫌がるかもってことかな!
ひえ~!!!
大問題じゃん!!

# 尿をつくる目的は体に必要なものを残し、不必要なものを捨てること

腎臓は尿の製造工場であるネフロンが無数に集まってできています。ネフロンでの尿の製造過程は大きく分けて二つ。第1段階では、糸球体という糸くず状に集まった細い血管から血液をろ過して、糸球体を包むボウマン嚢《のう》で受け止めます。ここで赤血球や白血球、タンパク質のような大きな分子はろ過されずに残ります。通常は尿にはタンパク質は含まれていないので、本来フィルターを通らない大きな物質が尿中にあれば、ろ過の異常かもしれません。

第2段階は再吸収です。ろ過された水分は次に尿細管へ流れていきます。そこで体にとって必要なものが再び血液中に戻されます。ブドウ糖やアミノ酸は大切な栄養なので100％再吸収して血液に戻されます。ナトリウムなどの電解質や水は、体の状況に応じてホメオスタシス（恒常性）を保つために、適量が再吸収されます。その一方で必要のないものは、血管から尿細管に捨てられます。これを分泌といいます。ろ過された分の99%が、また血液に戻されます。

腎臓はさまざまなホルモンと関わっていて、ナトリウムや水の再吸収の量はいくつかのホルモンが調節します。尿は血液からつくられるので、腎臓にとっては血液が強い圧力で流れてくる必要があります。そのため、腎臓は血圧が下がったのを感じると血圧を上げるホルモンを出します。

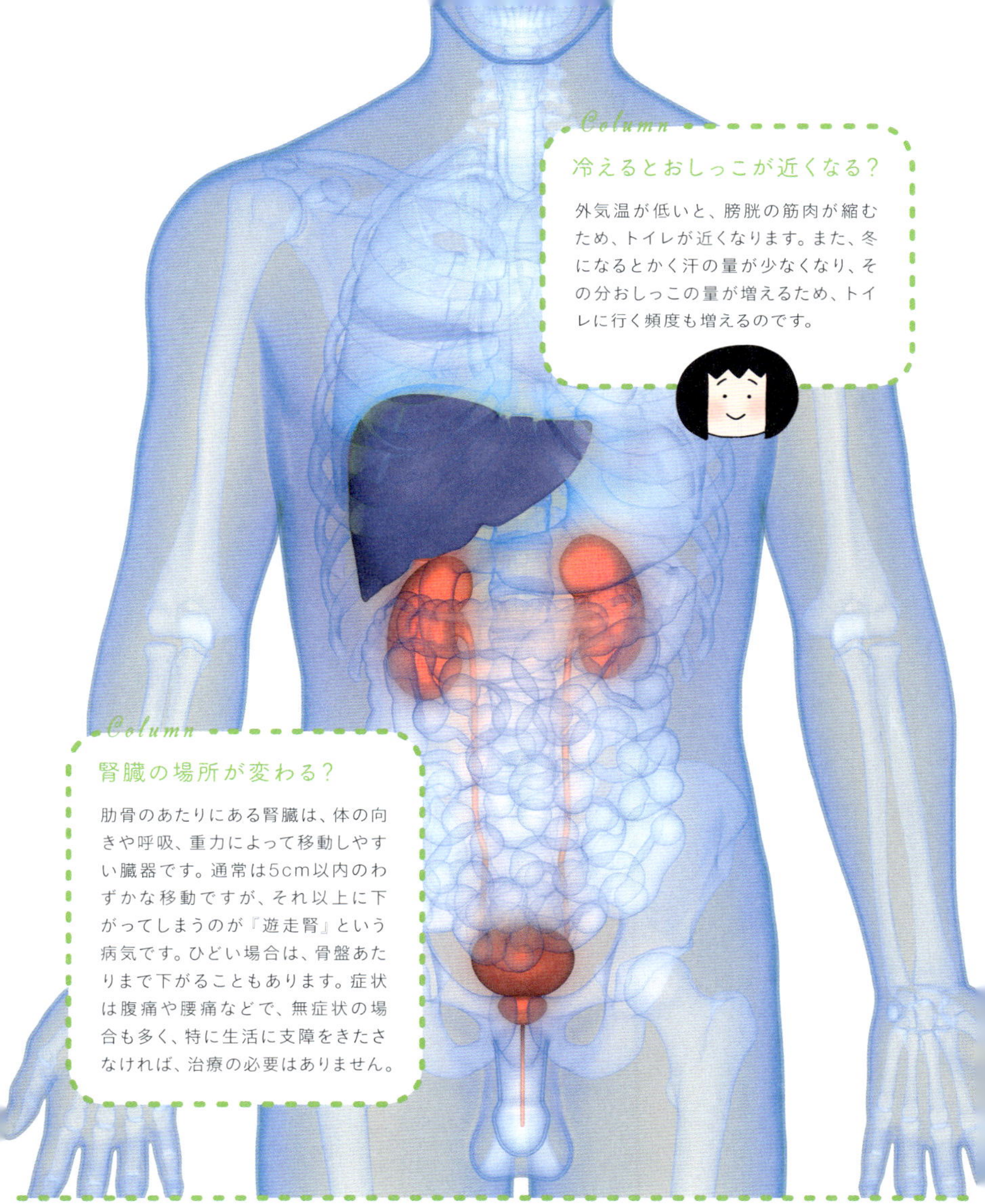

*Column*

## 冷えるとおしっこが近くなる？

外気温が低いと、膀胱の筋肉が縮むため、トイレが近くなります。また、冬になるとかく汗の量が少なくなり、その分おしっこの量が増えるため、トイレに行く頻度も増えるのです。

*Column*

## 腎臓の場所が変わる？

肋骨のあたりにある腎臓は、体の向きや呼吸、重力によって移動しやすい臓器です。通常は5cm以内のわずかな移動ですが、それ以上に下がってしまうのが『遊走腎』という病気です。ひどい場合は、骨盤あたりまで下がることもあります。症状は腹痛や腰痛などで、無症状の場合も多く、特に生活に支障をきたさなければ、治療の必要はありません。

## おしっこに泡が立ったら要注意！

少し泡が立つくらいなら問題ありませんが、細かい泡がたくさん立ち、なかなか消えない場合は病気のサインかもしれません。たくさんの泡は糖やタンパク質がたくさん含まれている証拠。糖尿病や腎臓病の可能性もあるので、早めに病院を受診しましょう。

# 膀胱

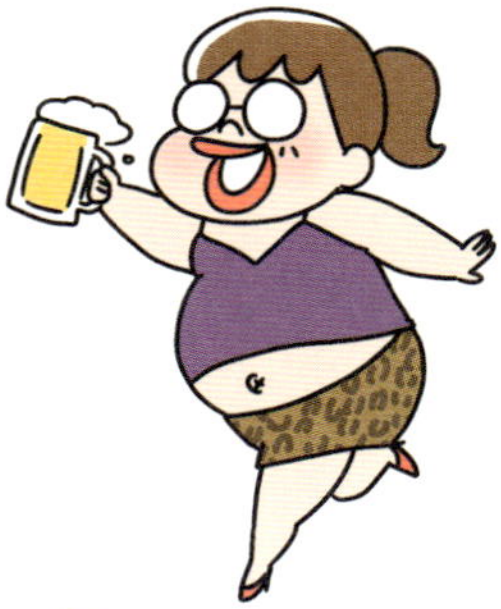

ボー子

大のビール党。女の子なのにビール腹なのが悩みだが、ビールの誘惑には勝てない。居酒屋ではトイレに一番近い席を選ぶ。

## 尿の色は健康のバロメーター

膀胱は下腹部、恥骨のすぐ後方にあり、尿を一時的に溜めておく人体の貯水池のような場所です。腎臓でつくられた尿は、尿管を通って膀胱に送られます。膀胱に尿が200～300㎖ほど溜まると、神経が刺激されておしっこをしたいという尿意をもよおします。健康な成人で一日5～8回の排尿があります。

尿の色は健康のバロメーターといえます。健康な状態では、透明で色が淡い黄色または黄褐色です。尿が無色に近い場合、水分のとり過ぎで尿量が多いか、または尿の濃縮が不能となって多尿となる尿崩症《にょうほうしょう》の可能性もあります。逆に色が濃い場合は、大量に汗をかいた後などの水分不足が考えられます。さらに暗褐色になると、肝臓疾患や熱性疾病が疑われます。また、白濁している場合は膿や大量の白血球が混じっていることがあり、腎盂炎、膀胱炎、尿道炎、前立腺炎などが考えられます。赤い場合は赤血球が尿細管で再吸収されずに尿中に漏れ出したことが原因で、血尿とも呼ばれます。血尿には見た目には分からない尿潜血陽性の場合もあります。単に疲れ過ぎが原因の場合もあれば、腎臓や結石などの尿路の病気の場合もあるため、病院で診療を受けることをおすすめします。

尿の量が極端に多かったり少なかったりするのも、体の異常を知らせるサインかもしれません。トイレの回数が増えて尿量が多くなり、極端にのどが乾くなどの症状がある場合は、糖尿病などの病気が疑われます。逆に、水分摂取量が減っていないのに尿量が大きく減った場合は、腎臓のトラブルによってろ過機能が低下している可能性が考えられます。

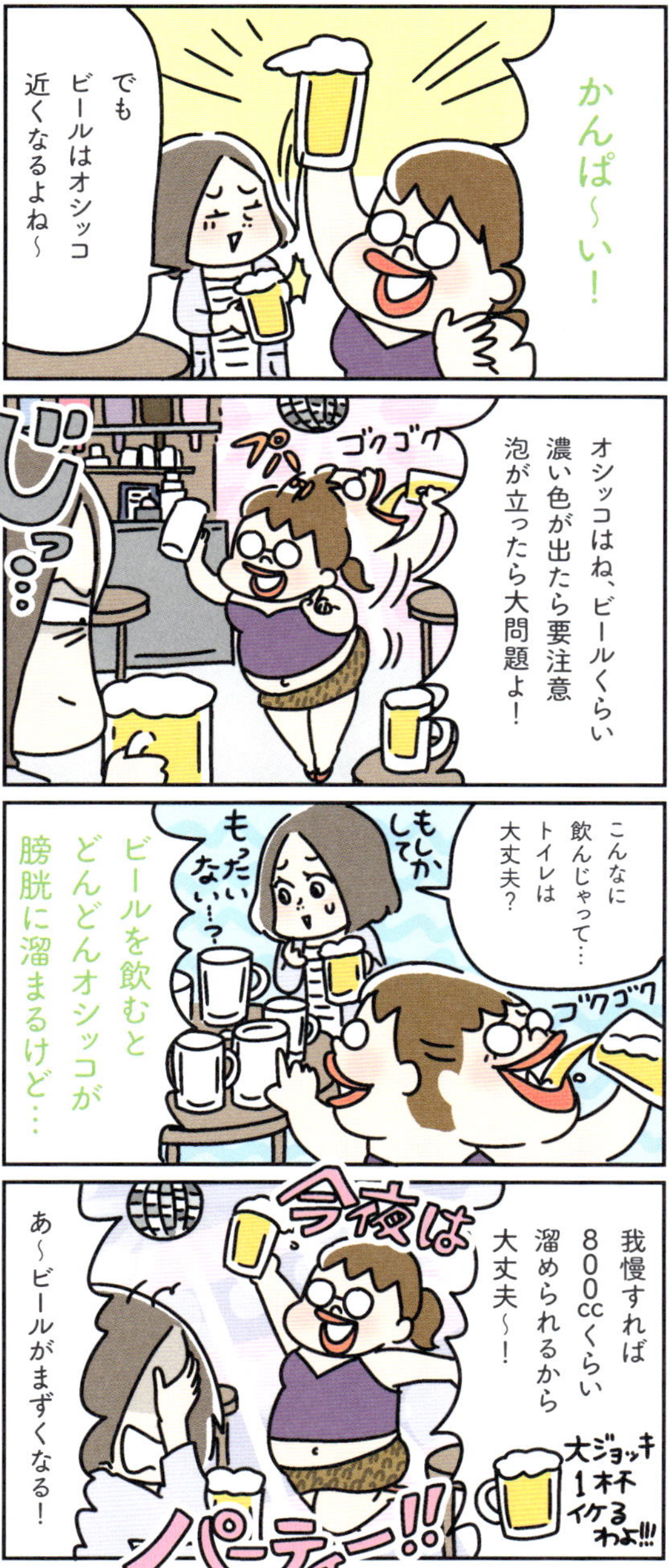
かんぱ〜い！
でも ビールはオシッコ 近くなるよね〜
オシッコはね、ビールくらい 濃い色が出たら要注意 泡が立ったら大問題よ！
プハ〜
ゴクゴク
じっ…
こんなに 飲んじゃって… トイレは 大丈夫？
もしかして もったいない…？
ゴクゴク
ビールを飲むと どんどんオシッコが 膀胱に溜まるけど…
我慢すれば 800ccくらい 溜められるから 大丈夫〜！
今夜は
パーティー!!
大ジョッキ 1杯 イケるわよ!!!
あ〜ビールがまずくなる！

# 男女でそれぞれ特徴がある尿道のしくみ

**尿が膀胱を出てから外に排泄されるまでの道が尿道**です。この位置や長さは男女で大きく違います。男性の尿道は全長約16～18㎝。陰茎をつらぬき、その先端部分で外尿道口が開いています。膀胱までの距離が長く、細菌による感染は少ないとされています。ただ長さがあるため、つまりやすいという弱点もあります。また、高齢になると前立腺が肥大して尿道がせまくなり、排尿に時間がかかるようになります。

女性の尿道は全長4～6㎝と短く、膣口の少し前あたりに外尿道口が開いています。尿道が短いため、男性のように途中でつまるという心配はほとんどありません。しかし、細菌が膀胱に入りやすいため、膀胱炎を起こしやすいといわれています。

膀胱炎は女性の5人に1人が経験したことがあるといわれます。その症状は尿意が頻繁になり、少ししか出ないのにも関わらず残尿感があり、何回もトイレに行きたくなるというものです。**膀胱炎は、膀胱に進入した細菌が繁殖して炎症**を起こします。原因菌としてもっとも多いのは大腸菌。これは、女性の尿道が男性に比べて短いことに加えて尿道口が肛門に近いことが一因とされています。

## 男性の尿道

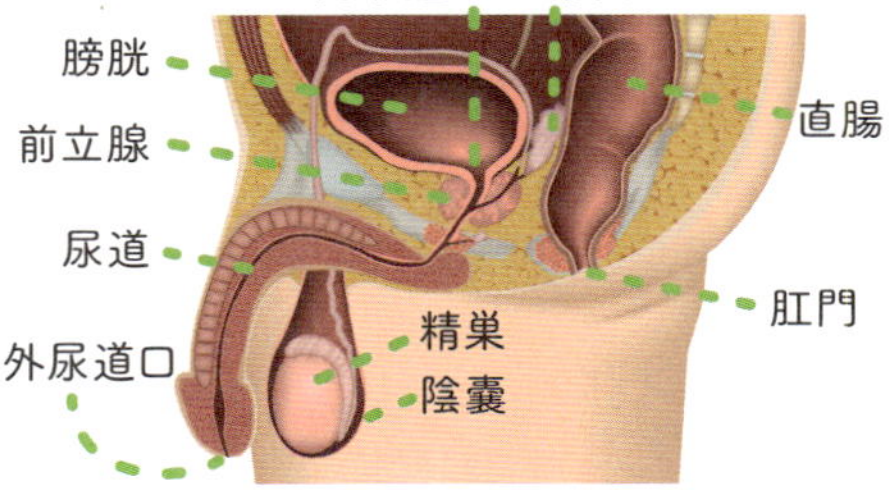


### 男性に多い尿路結石

「痛みの王様」ともいわれ、強い痛みを伴う尿路結石。尿に含まれる老廃物が結晶化し、尿路（腎臓、尿管、膀胱、尿道）につまるなどして症状が起こります。女性よりも男性に多い病気です。

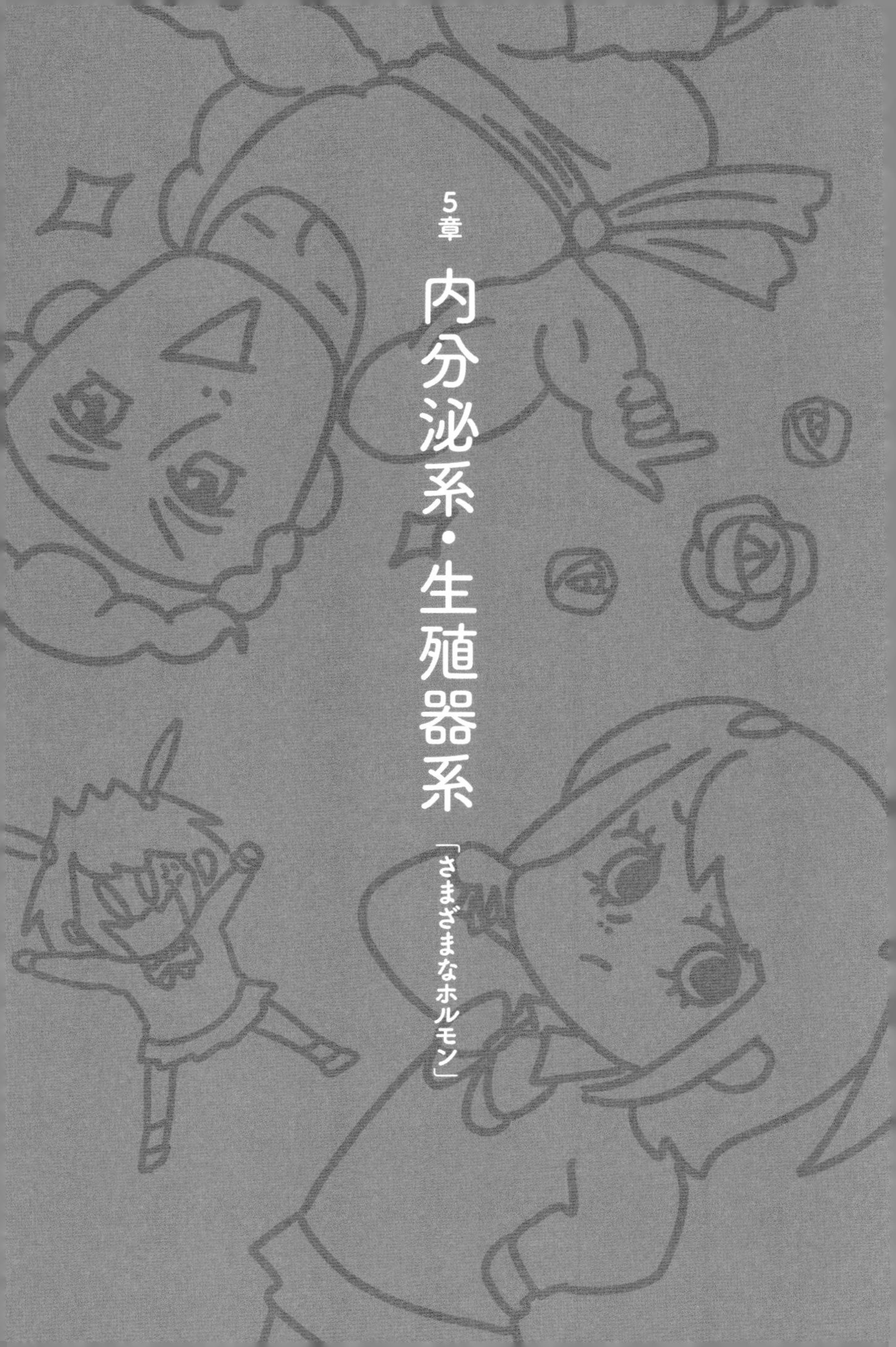

5章

# 内分泌系・生殖器系

「さまざまなホルモン」

# 体の機能を必要に応じて調節するさまざまなホルモン

健康や病気の話でよく、ホルモンバランスがよい悪い、という話題が出てきます。そもそもホルモンとは一体、何でしょうか。ホルモンとは、刺激するという意味のギリシャ語に由来し、体の中で分泌され、各器官や臓器のはたらきを状況に合わせて適切に調節する役割を持つ物質です。体内に分泌されるので、ホルモンを分泌するしくみを内分泌といいます。

ホルモンには多くの種類があり、それぞれはたらきが異なります。ホルモンのなかには他の臓器にはたらきかけて、その臓器のホルモン分泌を調節するものもあります。例えば、間脳の視床下部からは下垂体前葉へホルモンを増やしたり、減らしたりの命令が出ます。さらに下垂体前葉は下位の内分泌腺に命令を伝えるホルモンを出します。それは甲状腺刺激ホルモン、副腎皮質刺激ホルモン、性腺刺激ホルモンの3つです。また、内分泌腺が血液中の物質の濃度の変化を直接に感じて、直接にホルモンを出す場合もあります。例えば、すい臓のランゲルハンス島からは血中のグルコースの濃度を感知して、状況に合わせ血糖値を下げるインスリンと、血糖値を上げるグルカゴンが出ます。さらに、神経の刺激でホルモンを放出する場合もあり、副腎髄質が交感神経の指令でアドレナリンなどのホルモンを出します。

ところで、子どもの成長にとって重要なテーマの一つが生殖能力の獲得です。身体的にも性的にも成長するにつれ、性腺が発達して、性的な成長を制御する女性ホルモンと男性ホルモンが分泌されます。このホルモンにより女性は初潮や排卵がはじまり、男性は精通が起こり生殖能力を持ちます。また、体型にも女性らしさ、男性らしさの変化が現れてきます。これが二次性徴で、この時期が思春期です。

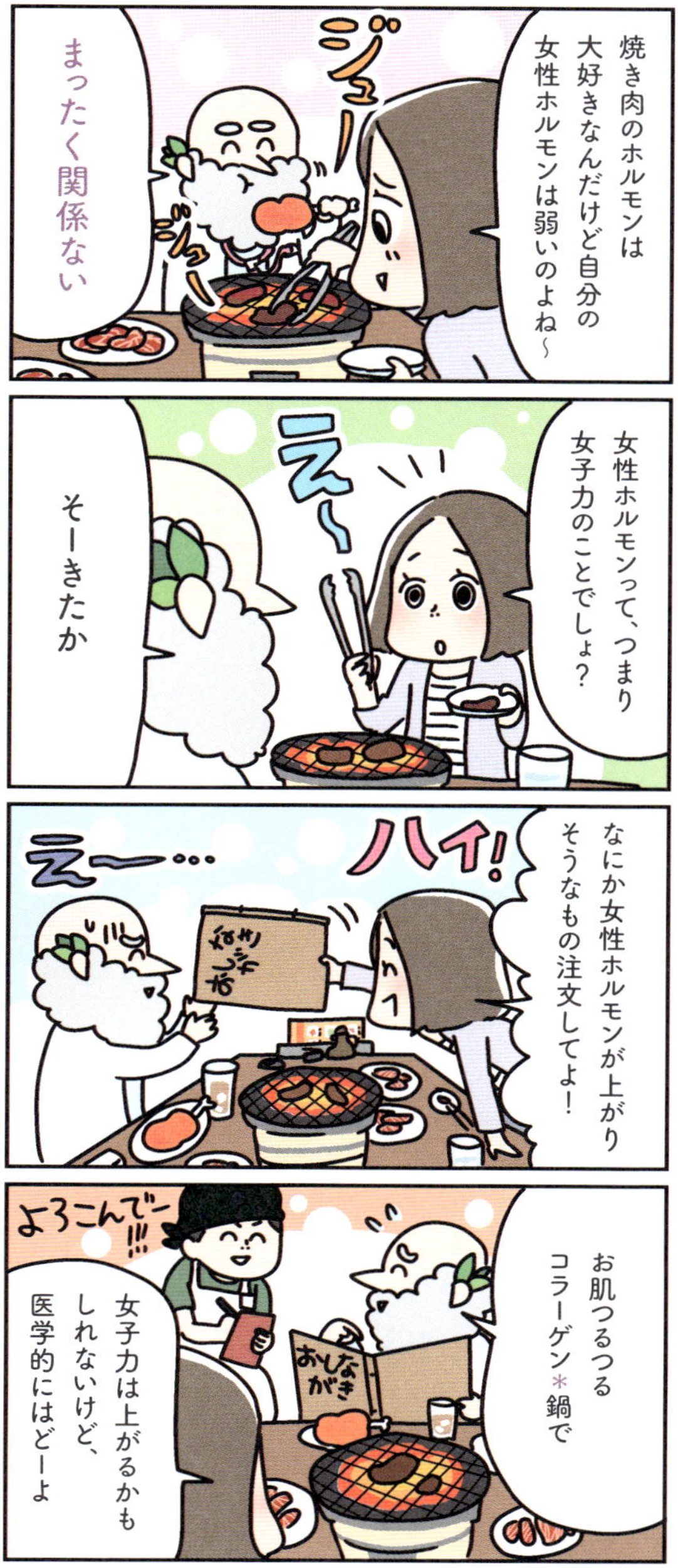
ジュ〜
焼き肉のホルモンは大好きなんだけど自分の女性ホルモンは弱いのよね〜
まったく関係ない
女性ホルモンって、つまり女子力のことでしょ？
え〜
そーきたか
なにか女性ホルモンが上がりそうなもの注文してよ！
ハイ！
え〜…
お肌つるつるコラーゲン＊鍋で
よろこんで〜!!!
おしながき
女子力は上がるかもしれないけど、医学的にはどーよ

＊コラーゲンとは：タンパク質の一種で、血管の弾力や肌のハリを保つ、骨を丈夫にするなどのはたらきがあります。食べ物から摂取したコラーゲンは一度は分解されるため、体内でそのまま利用されるわけではありません。

# 代表的な内分泌腺と分泌されるホルモン

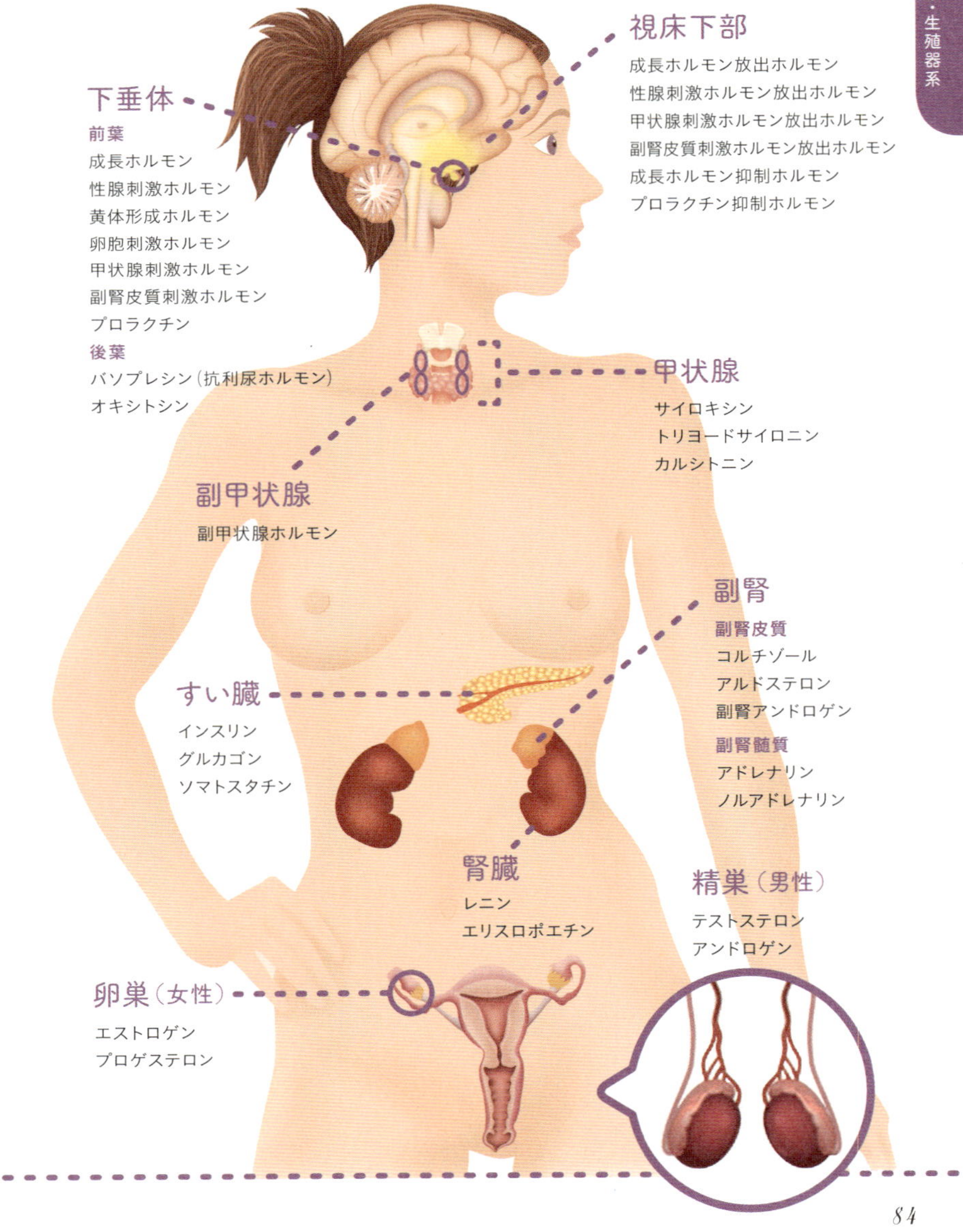

Column

# ストレスに反応する副腎

私達は日常、大小さまざまなストレスにさらされて生きています。ストレスの原因となる刺激をストレッサーといい、騒音、寒冷、外傷、精神的ショック、不安、恐怖など多岐にわたります。ストレスを感じると体は防衛し、適応しようとする反応を示します。その際、重要な役割を担うのが副腎です。副腎は、左右の腎臓の上に位置する臓器で外側を副腎皮質、内側を副腎髄質とよびます。

副腎皮質から分泌される数種類のステロイドホルモンのうち、代表的なものがコルチゾールで抗ストレス作用や抗炎症作用が知られています。副腎髄質からはアドレナリン、ノルアドレナリンが分泌されます。ストレス状態におかれると交感神経が興奮し、副腎髄質からのアドレナリン分泌が増加して血圧や血糖値の上昇、心拍数の増加などを引き起こします。同時に視床下部から副腎皮質刺激ホルモン放出ホルモンが分泌され、下垂体を経てシグナルが副腎皮質に伝わり、コルチゾールの分泌が増加してストレスへの抵抗性が高まります。しかし、強いストレスが持続すると適応しきれなくなり、心身にさまざまな症状を引き起こします。副腎髄質からのアドレナリンがつくられる際にビタミンCが多く消費されるので、意識して補給するとよいでしょう。

# 女性ホルモン

## 排卵や月経に関わる主に2種類の女性ホルモン

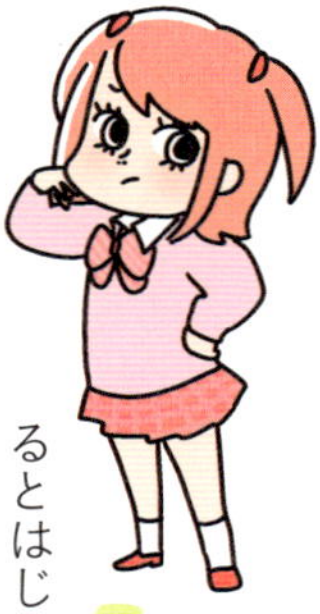

ナンシーちゃん

ばっちりメークのツンデレ女子。気分が変わりやすいが、まわりのみんなはそれをよく知っていて、うまく付き合っている。

女性の生殖器の一つである卵巣は子宮の両側にある左右一対の器官で、卵子を育てて排卵したり、女性ホルモンを分泌したりします。卵巣でのホルモン分泌は、思春期になるとはじまります。卵胞ホルモン（エストロゲン）は皮下脂肪を増やし、乳房をふくらませるなどして女性の体をつくっていきます。また、黄体ホルモン（プロゲステロン）は卵巣を成熟させる役割があります。

思春期から閉経を迎えるまで女性の体は排卵や月経を周期的に繰り返し、毎月、子どもを産む準備をしています。まず、脳の視床下部からの指令で下垂体から卵胞刺激ホルモンが分泌され、卵子を包んでいる卵胞が成熟します。この卵胞からエストロゲンが分泌されます。血液中のエストロゲンが十分になると、脳の視床下部は新たに指令を出します。黄体形成ホルモンを分泌させ、成熟した卵胞を刺激して排卵を起こさせます。卵子を排出した後の卵胞は黄体に変化し、プロゲステロンを分泌します。これにより子宮内膜の厚みが増し、受精卵が着床しやすくなります。ここで受精しない場合は、子宮から不要となった子宮内膜がはがれ落ち、月経がはじまります。これらの一連の作業は脳の視床下部でコントロールしています。視床下部は自律神経も司るため、

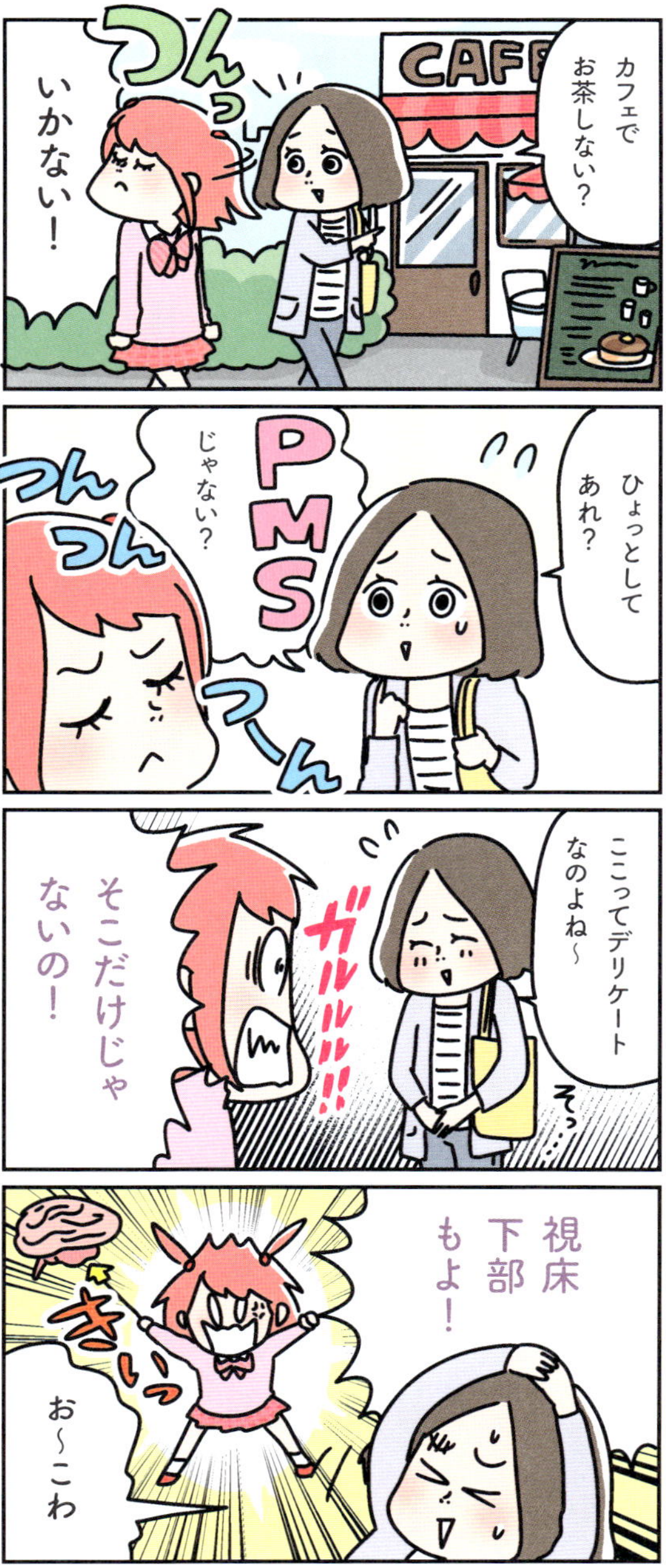
カフェでお茶しない？
つんっ
いかない！
ひょっとしてあれ？
PMSじゃない？
つんつん
つーん
ここってデリケートなのよね〜
ガルルル!!
そっ…
そこだけじゃないの！
視床下部もよ！
きぃっ
お〜こわ

ストレスなどの影響で月経が不順になることもあります。月経の1〜2週間くらい前に起こる不快な症状のことを月経前症候群（PMS）といいます。症状はさまざまですが、この時期は女性ホルモンの分泌が急激に変化するため、ホルモンバランスの乱れが関係していると考えられます。また、閉経になる前後の時期には更年期障害が起こる可能性があります。女性ホルモンの分泌が不安定になり、体調や精神状態に変調をきたすこともあります。

### 女性ホルモンとダイエット

女性の体のやせやすさは、ホルモンのバランスによっても変わります。月経後1週間から10日で分泌が多くなるエストロゲンは、自律神経や肌の調子を整え、新陳代謝を活発にする作用があります。やせやすいのは、この時期です。逆に、排卵から月経終了までは、プロゲステロンというホルモンが多く分泌されます。このホルモンには、血行を滞らせ、むくみやすくするはたらきがあるため、ダイエットには不向きの時期といえます。

## 排卵から着床までの流れ

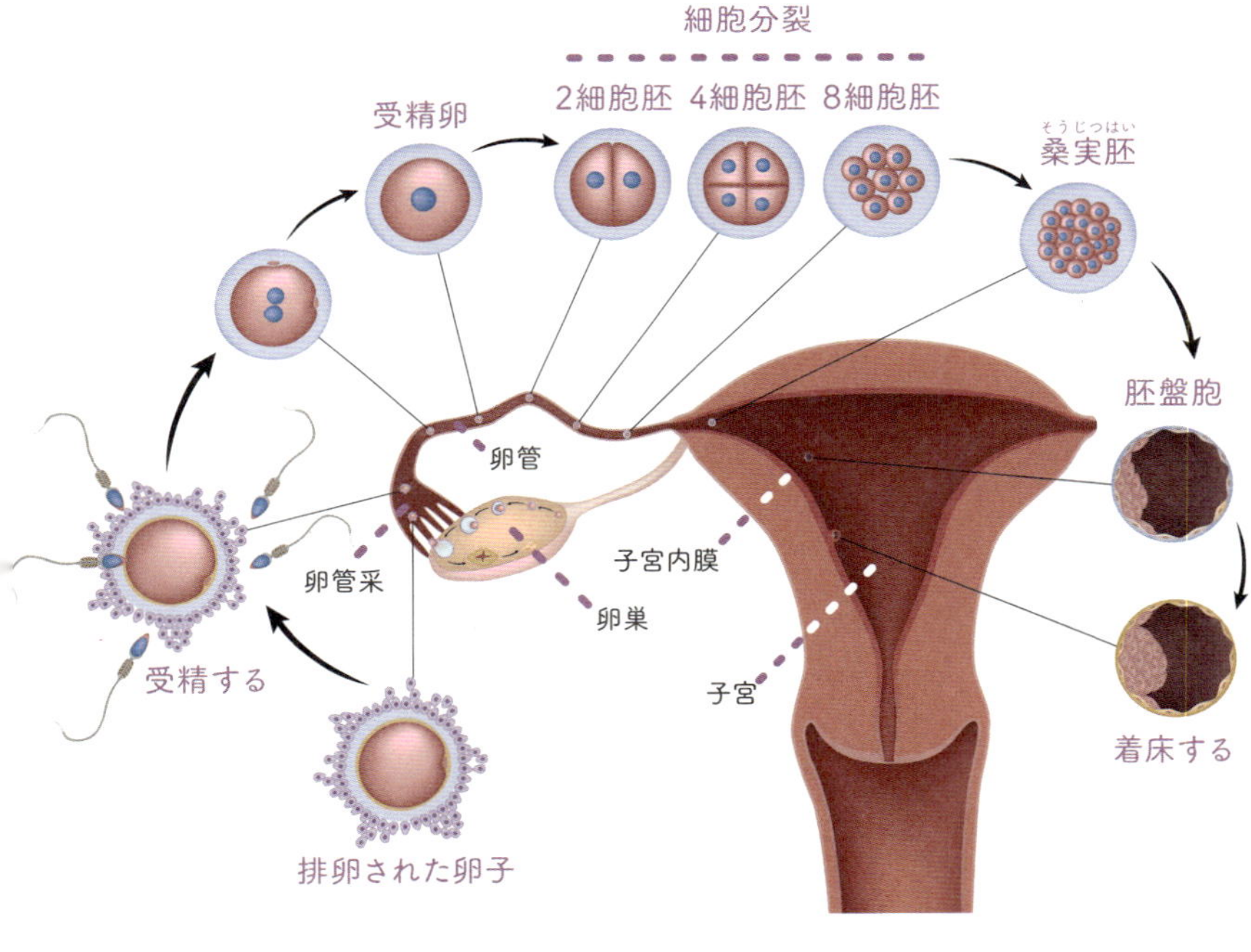


*Column*

### 双子ができるしくみ

一度に二つの卵子を排卵し、それぞれが受精するのが二卵性双生児。一つの卵子が、受精後、何らかの理由で二つに分裂してできるのが一卵性双生児です。

### 出産後の胎盤を食べる？

胎盤は胎児に栄養を与える重要な器官で、出産とともに外へ出てきます。胎盤には栄養が豊富に含まれているため、ほとんどの哺乳類は出産後、自分の胎盤を食べるといわれています。

# 生命の源をつくり出す女性生殖器のしくみ

女性の生殖器は、左右に一対ずつある卵子をつくる卵巣、卵巣から子宮まで卵子を運ぶ卵管、受精した卵子を受け取って胎児を育てる子宮、体表から見える部分である外陰部で構成されています。男性の生殖器が体の外側と内側に分かれているのに対して、女性の生殖器は、外陰部を除くほとんどの機能が体内にあります。その多くは骨盤の内側にあり、膀胱と直腸の間にはさまれています。これは胎児を温度変化や危険から守るためです。

子宮の壁は粘膜、筋層、腹膜の三層でできています。粘膜の部分は内膜と呼ばれ、受精卵の着床の準備をするところです。筋層は平滑筋でできていて、妊娠すると胎児を入れるために大きく広がります。また、他の内臓と同じで、腹膜(子宮漿膜)に覆われています。

子宮の下部は細くなっていき、腟から腟口へとつながっています。腟は子宮と外陰部とをつなぐ管状の器官。内面は丈夫な粘膜で覆われていて、壁は平滑筋で構成されています。また、内面は酸性に保たれていて細菌感染を防いでいます。性交の際には腟に男性の陰茎が入って射精が行われ、出産のときには赤ちゃんの通り道になる場所です。

# 男性ホルモン

## 男性ホルモンの分泌で活発化する精子の形成

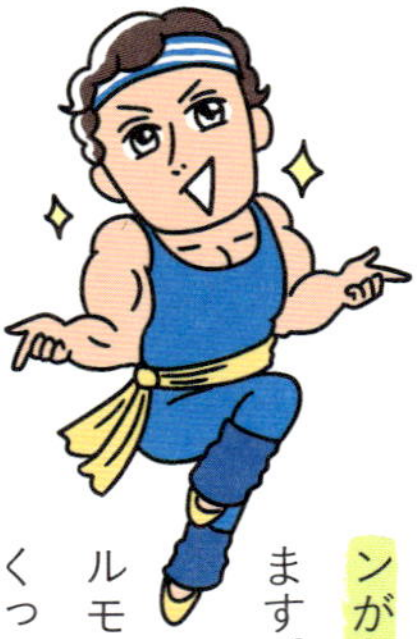

マイケルくん

ちょっぴりナルシストなイケメン。サービス精神旺盛でピエロを演じがちだが、実は愛妻家のジェントルマン。

女性と同様に、男性も思春期になると脳の視床下部から指令が出て、睾丸から男性ホルモンが分泌されます。これにより、性器の発育や二次性徴の発来、精子の形成などにつながります。

男性のペニスの横、左右に二つある睾丸（精巣）は精子をつくる場所であり、男性ホルモンであるアンドロゲンも分泌しています。左右の睾丸はそれぞれ独立して精子をつくっているため、たとえ一つが機能しなくなっても生殖能力を失うことはありません。

精子は、胎児の段階で誕生しています。精子のもとになる始原生殖細胞は胎児初期に出現し、生まれた後すぐに分裂して精原細胞になり、いったん冬眠します。思春期になると、男性ホルモンのはたらきで活動を再開します。精原細胞が精子に成長する期間は約2カ月。睾丸の中にぎっしりとつまった精細管で、精原細胞は分裂を繰り返します。精原細胞に栄養を与えるセルトリ細胞に助けてもらいながら、一日3000万個の精子がつくられます。10歳ごろからつくられはじめ、一生の間に1兆～2兆もの精子がつくられるといわれています。

男性特有の病気に前立腺がんがあります。前立腺は膀胱の下にあり尿道を取り囲むように位置していて、前立腺液を分泌するはたらきなどを持ちます。前立腺が発達するのも、がんになるのも男性ホルモンが深く関わっているとされています。アンドロゲンのはたらきにより前立腺は大きく育ち、機能も発達。40歳以降になるとアンドロゲンの分泌が低下し、前立腺液の分泌も減ってきます。中高年になるとホルモンのバランスが崩れ、前立腺がんになる可能性が高くなります。発病するのは50歳以降が多く、もっとも多いのが70歳以上です。

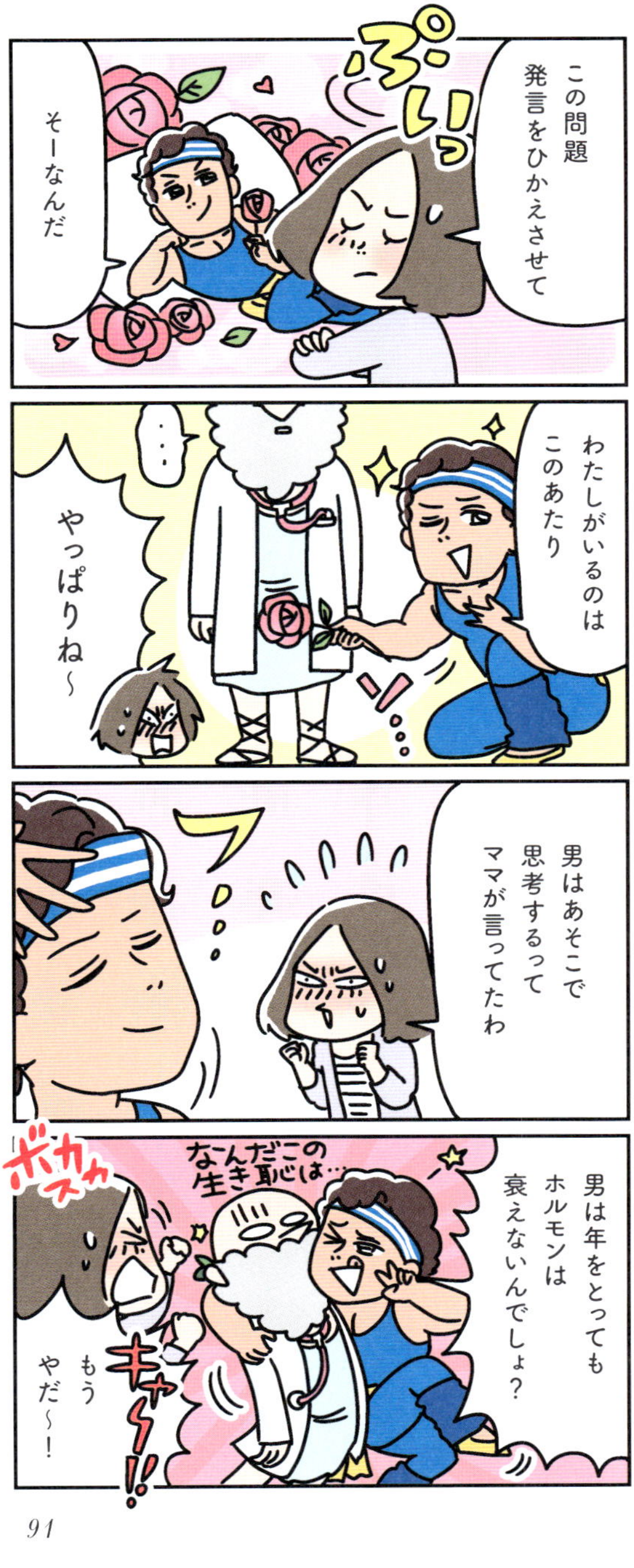

この問題 発言をひかえさせて
ぷりっ
そーなんだ
わたしがいるのは このあたり
・・・
やっぱりね～
男はあそこで 思考するって ママが言ってたわ
男は年をとっても ホルモンは 衰えないんでしょ?
なんだこの生き恥は…
ボカスカ
キャ～!!
もう やだ～!

# 心と体のトラブルが原因のED（勃起障害）

勃起ができなくなることをインポテンツといいますが、正式には勃起機能低下を表すED（Erectile Dysfunction）といいます。その原因はさまざまですが、機能性EDと器質性EDの、大きく二つに分けられます。

機能性EDには不安やストレス、緊張過多などの心因性のものや、精神疾患に由来するものがあります。急激なストレスで交感神経が緊張して血管が収縮したり、海綿体平滑筋の緊張により、海綿体への血液の流れが遮断されるために起こるとされています。

器質性EDは、身体的な障害による勃起不全です。例えば、糖尿病による合併症や脳障害、脊髄損傷、高血圧などの病気、また、薬の副作用なども影響することがあります。

60歳以上の男性の30％が罹患しているともいわれており、誰でもEDになる可能性があります。原因をはっきりとさせて、正しい治療をすることが大切です。

## 男性の生殖器

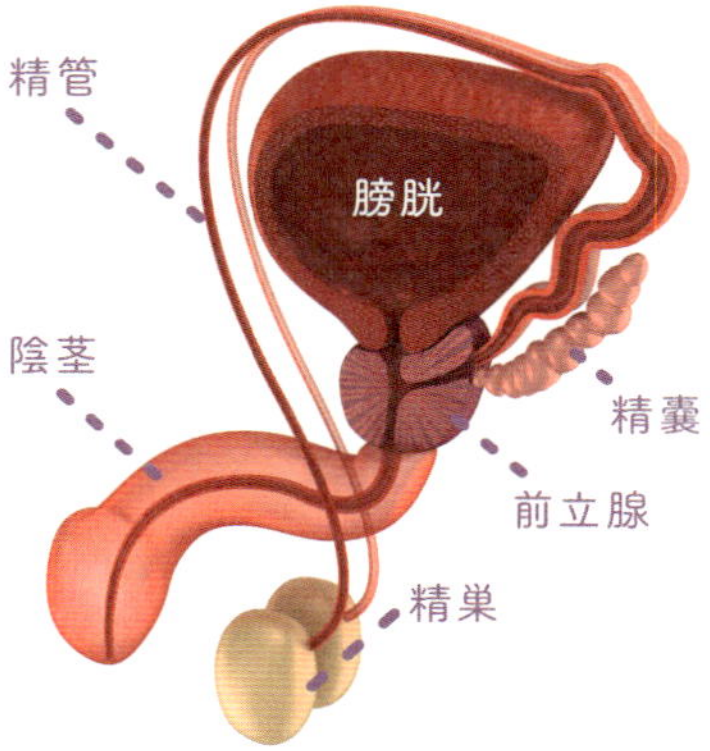


### 勃起のしくみ

勃起は、陰茎の中にあるスポンジ状の毛細血管のかたまり「海綿体」が充血することで起こります。皮膚や脳に刺激を受けて性的に興奮すると、神経を介して海綿体に血液が送られ、勃起状態となるのです。また、性的興奮がなくても勃起は起こります。性器を直接刺激され、性的興奮を伴わずに勃起するのは、単なる反射です。生まれたての赤ちゃんでも、オムツ替えのときに触れる刺激で勃起することがあります。

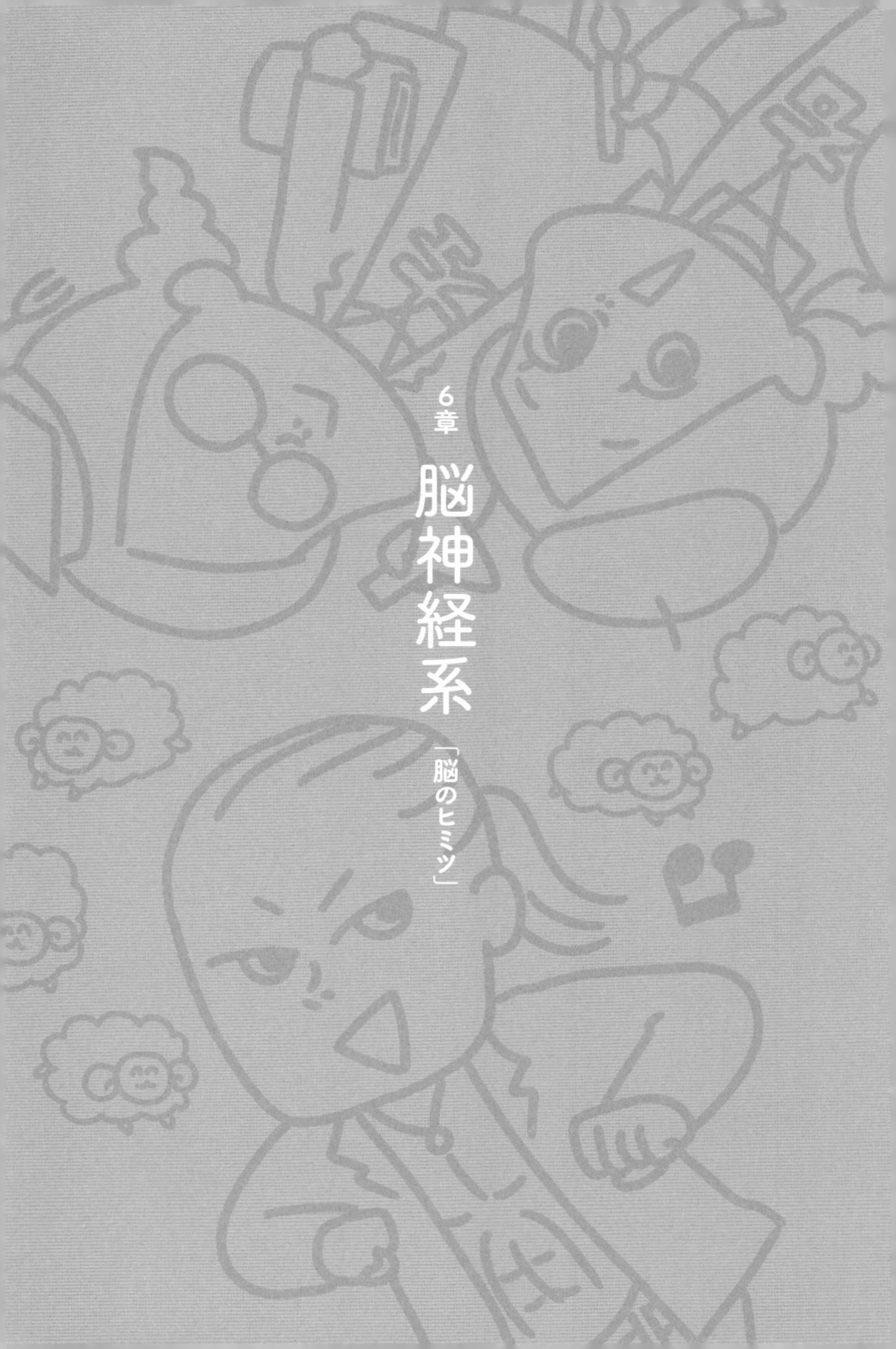

6章

# 脳神経系

「脳のヒミツ」

# それぞれの部位が役割分担された脳の機能

脳は構造によって大脳、小脳、間脳、脳幹に分けられます。脳はものを考えたり、感情を持つ場所であるとともに、体内のさまざまな器官を総合的にコントロールして生命を維持する重要な役割を果たしています。

大脳は、人格や理性、言語、感覚、運動の調節、また、記憶の保持など高度な情報処理を行っています。間脳は、大脳からの情報を下位中枢に伝える中継地点であり、また、自立神経を制御しています。小脳は、無意識の体の動きをコントロールします。筋肉がほどよく緊張状態を保ったり、バランスをとることができるのは小脳のおかげです。脳幹は生命維持に不可欠。特に延髄には呼吸、循環・嚥下・嘔吐などの生きるために必要な機能の中枢が集まっています。

ところで、人間が植物状態になると、意識はなくても脳幹の一部の機能がはたらき、基本的な生命維持活動をします。一方、脳死は脳幹を含む脳全体が完全に機能していない状態です。脳死判定で目に光を当てて瞳孔が縮むかを確認するのは、脳幹にこの反射の中枢があるためで、脳幹が生きているか

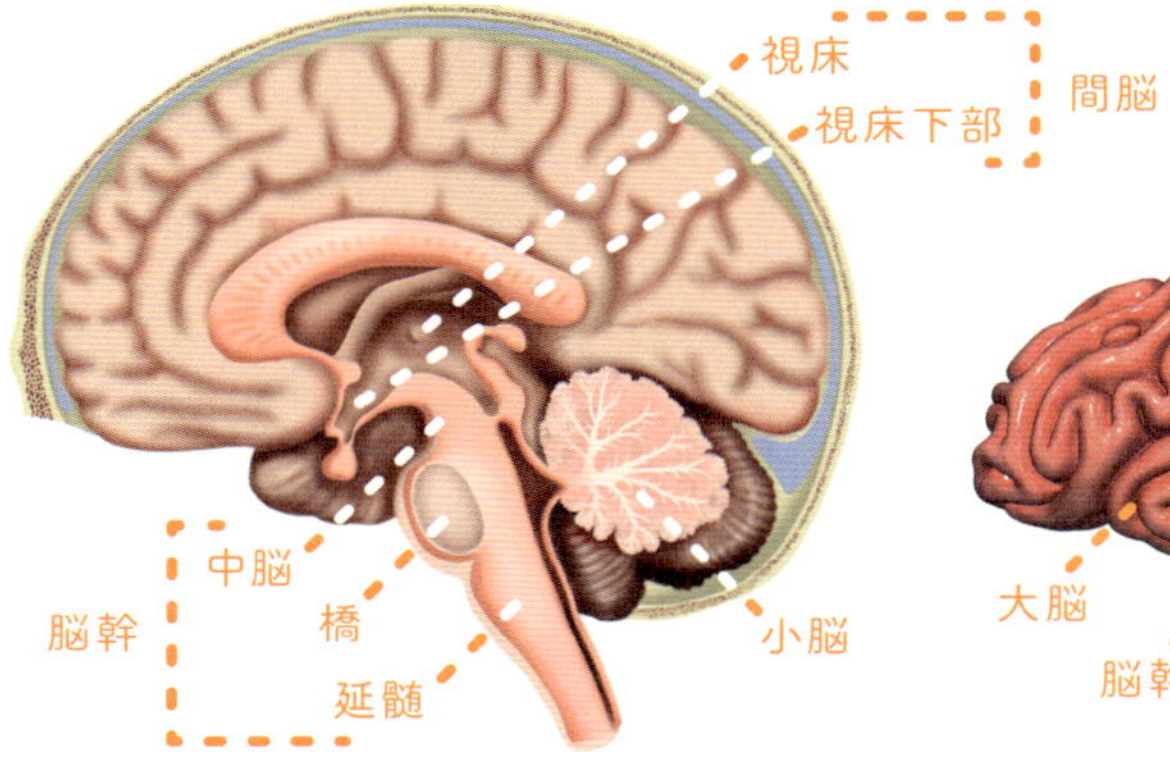


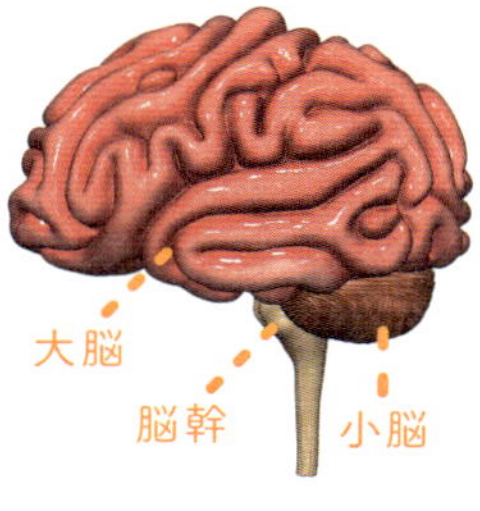

どうかを確認しています。

**脳を構成する最小の単位は、ニューロンという神経細胞**です。脳には千数百億ものニューロンがあり、とても複雑な回路で結ばれています。ニューロン同士がつながっている部分をシナプスといいます。シナプスの接合部分には隙間があり、情報が伝わるとここで微量の神経伝達物質が分泌されます。それが次のニューロンにくっついて伝達されるしくみになっています。

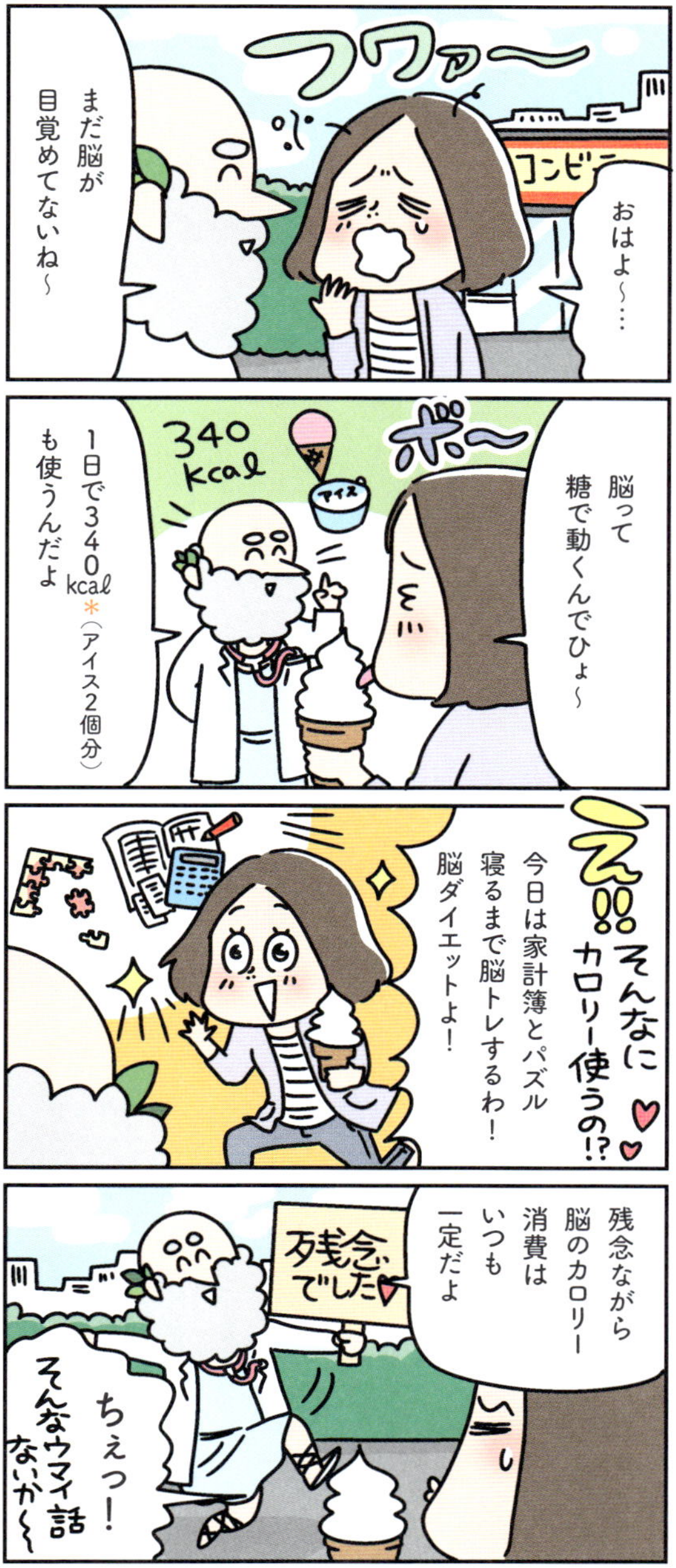
フワァ〜
おはよ〜…
コンビニ
まだ脳が目覚めてないね〜
ボ〜
脳って糖で動くんでひょ〜
340 kcal
アイス
1日で340kcal＊（アイス2個分）も使うんだよ
え!! そんなにカロリー使うの!?
今日は家計簿とパズル寝るまで脳トレするわ! 脳ダイエットよ!
残念ながら脳のカロリー消費はいつも一定だよ
残念でした
ちぇっ! そんなウマイ話ないか〜

＊厚生労働省e-ヘルスネット「ヒトの臓器・組織における安静時代謝量」（『栄養学総論 改訂第3版』糸川嘉則ほか、南江堂）より

# 大脳

## 人体の総合指令室のような中枢器官

脳全体の8割を占める大脳は、体のすみずみから送られてきた情報を受け取り、判断し、体の各部に命令を与える、いわば人体のコントロールセンターの役割を果たす中枢器官です。大脳は左右二つの大脳半球で構成されます。さらに大脳半球は前頭葉、頭頂葉、側頭葉、後頭葉の4つの大脳葉に分かれ、それぞれ異なるはたらきをしています。大脳の表面には灰白質の大脳皮質と呼ばれる部分があり、細かなしわで覆われています。そのしわを伸ばして広げると新聞紙1枚分もの大きさになります。しわをつくることでより多くの表面積を有するこ

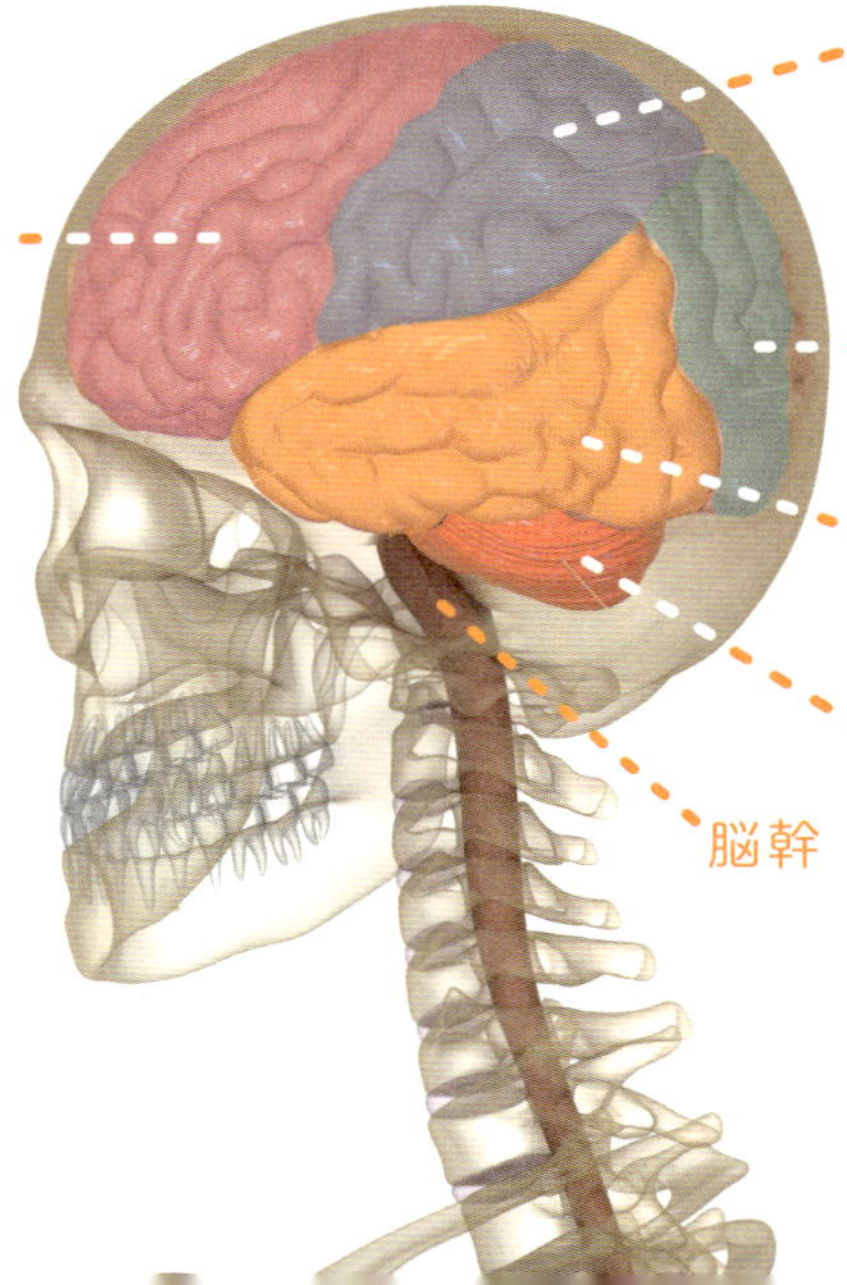

とになり、膨大な量の情報を処理したり、蓄えたりすることができると考えられています。

大脳皮質は感じる、記憶する、考える、話すなど人間ならではの高度な知能活動を支配しています。例えば、人の話を聞いて返事をする場合、まず耳から聞いた情報が言語の理解を司る聴覚性言語中枢に集まります。それを吟味、判断し、次に前頭葉にある運動性言語中枢に送られます。ここで相手の話したことに対して感じた脳内の思考を言語・文章化します。最後に前頭葉の運動野から脳内でつくられた言葉を発するように指令が出されます。脳は、この一連の流れを瞬時に行っています。

大脳の神経組織が損傷することで知的能力が失われる認知症は、日常生活に支障をきたす病気。新しいことを覚えられない、同じ会話を繰り返す、服を正しく着られないなどの症状があります。認知症を引き起こす原因によりアルツハイマー型、レビー小体型、前頭側頭型、脳血管性認知症などに分けられます。

### 人間らしさはおでこで決まる

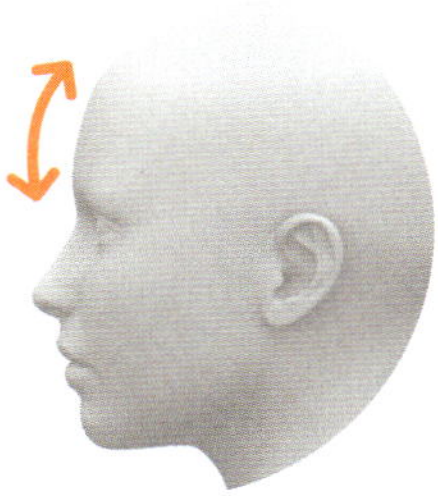

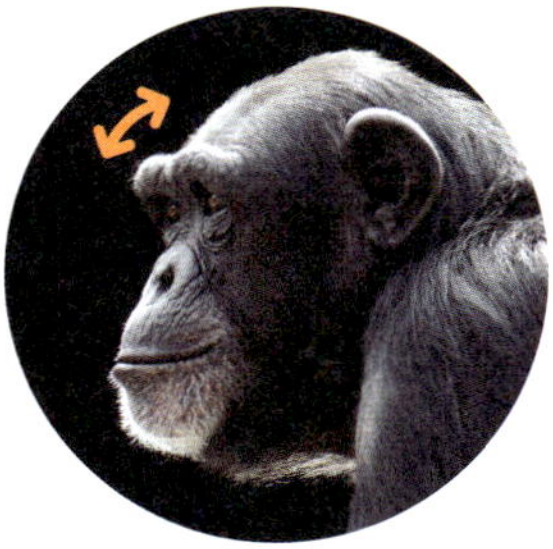

大脳皮質が発達している動物は、それだけ高度な知能を持っているという証になります。チンパンジーなどの類人猿も、大脳皮質が発達していますが、人間との大きな違いは、前頭葉の大きさです。チンパンジーのおでこは、人間と比べると、ずいぶん小さいことがわかります。前頭葉は、理性、道徳、感情など、いわゆる人間らしい感情や行動規範を司る部位です。人間は、前頭葉が高度に発達していることで、感情を適度にコントロールし、安定した社会生活を送ることができるのではと推測されています。

# 右脳左脳

## 密接に情報交換を行って全体を上手に使う脳

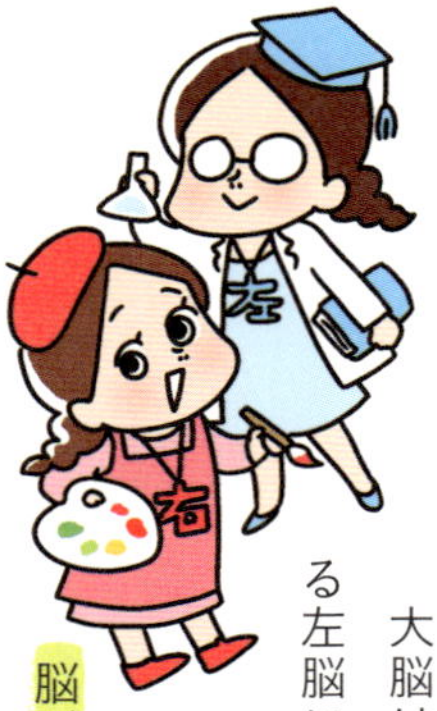


**みーちゃんとひーちゃん**

いつも一緒の仲よしコンビ。互いに情報をやり取りして、助け合って暮らしている。双子に間違えられるが、見た目が似ているだけである。

大脳は大脳縦裂という深いしわを境にして、自分から見て右側にある右脳と、左側にある左脳に分かれます。この右脳と左脳は、大脳縦裂の底にある約2億本の神経線維の束からなる脳梁を介して相互に連絡をとりあい、指令を出しています。また体の運動指令は、右脳と左脳のどちらからも出されますが、**左半身へは右脳が、右半身へは左脳が命令を出します**。これは、大脳と体の各部分をつなぐ神経が延髄のところで左右に交差して伸びているためです。このしくみを交叉支配といいます。

脳の言語活動を司る部位は、左右の脳のどちらかに大きく偏っていることがわかっています。この部位を言語野といい、ブローカ野やウェルニッケ野と呼ばれる部位に存在。言語野が左右のどちらにあるかは利き手と関係があるとされています。ほとんどの右利きの人と30〜50%程度の左利きの人、つまり全体の90%以上の人が左脳に言語野を持っています。言語野のある側を優位半球、言語野のない側を劣位半球と呼ぶ場合がありますが、どちらかに優劣があるのではありません。

また、人の性質をあらわす際に、**感性を重視したクリエイティブなタイプが右脳派で、論**

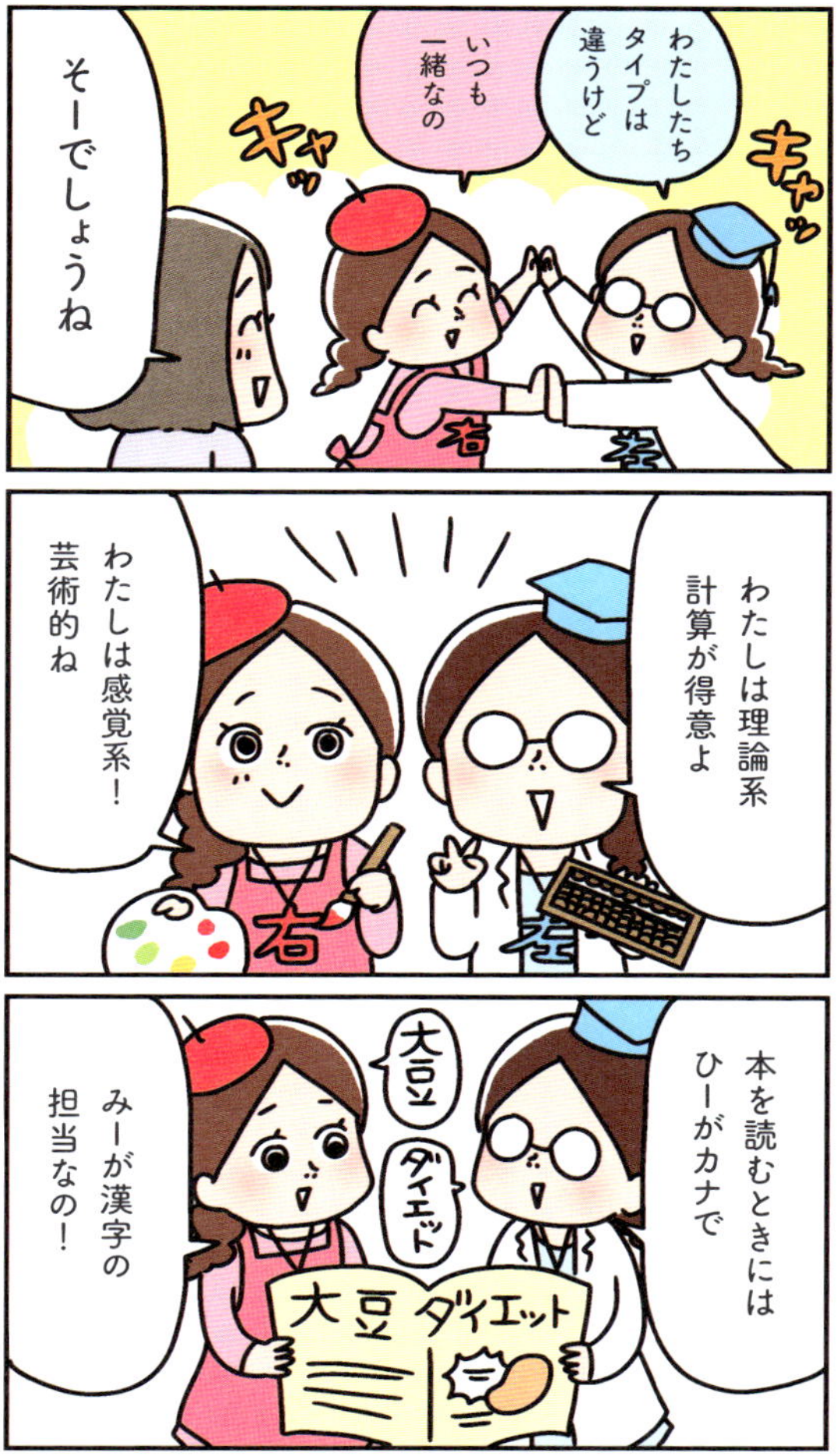

キャッ
わたしたちタイプは違うけど
いつも一緒なの
キャッ
そーでしょうね
右
左
わたしは理論系計算が得意よ
わたしは感覚系！芸術的ね
右
左
本を読むときにはひーがカナで
大豆
ダイエット
みーが漢字の担当なの！
大豆ダイエット
違うの？信じちゃうじゃない！
えっ！
俗説？！
とかいわれてるけど
根拠はないです


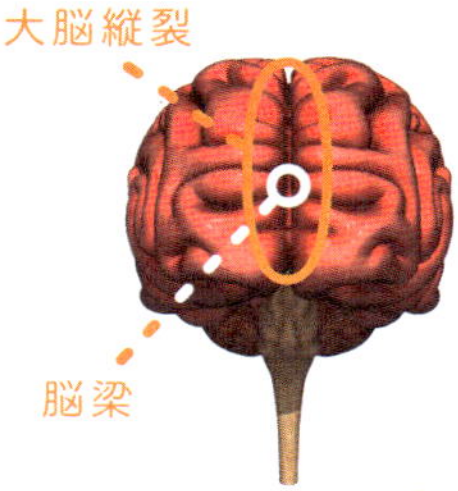


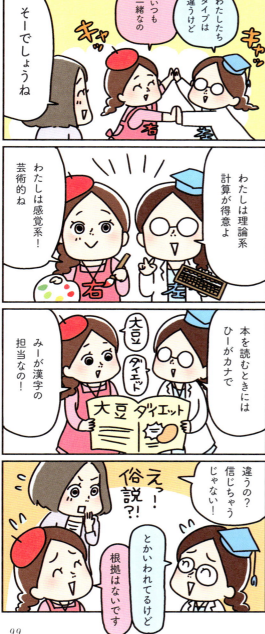

理を重んじる理性的なタイプが左脳派であるというのは俗説で、科学的な根拠はありません。

しかし、脳は効率よくはたらくために、領域ごとに機能を分担していることがわかってきています。たとえば、音楽を聴いたときの脳の活動状況を調べた実験では、ピッチ（音の高低）を感じた場所とリズムを感じた場所は異なっていた、という報告があります。脳は領域ごとに機能を担い情報を交換しつつ、全体をうまく使っているのです。

# 小脳

## 運動指令を整理して伝達する神経細胞の集まり

小脳は、大脳の下にくっつくような形で存在し、脳全体の重さの10％程度と、大脳に比べるととても小さめです。小脳の中には神経細胞がびっしりと集まり、その数は約1000億個。この数は大脳皮質の約140億個と比べてもかなり多く、全身の神経細胞の半分以上が集中しています。体を動かすための大脳からの運動情報を処理したり、生命維持に欠かせない運動指令を出したりするなど、人間の基本的な活動に深く関わっています。

小脳の主なはたらきを紹介しましょう。まず、挙げられるのは体のバランス感覚を司る機能です。立ったり歩いたりできるのは、三半規管で感じとった平衡感覚をもとに小脳がバランスを保っているからです。

また小脳は、全身の運動と深い関わりがあり、大脳から運動指令を受けると複雑な骨格筋のバランスをとってスムーズに動けるように調節するはたらきもあります。例えば、指先を器用に使って細かい作業をするときなどです。

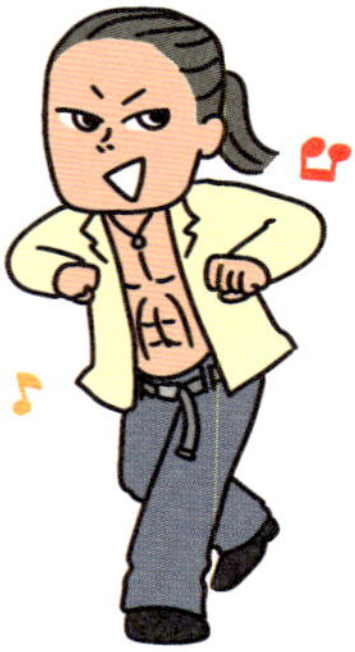

リトル・ブレイン

運動神経バツグンのダンサー。ダンスだけでなく、一輪車やピアノ、パントマイムなど、あらゆる芸に通じている。

さらに、小脳は、手続き記憶にも関わっています。よく、体で覚えるといわれるに、技術的な動作は繰り返し行われることで、意識しなくても自然とできるようになり、また、一度習得した技術はなかなか忘れません。例えば、自転車に乗ることをマスターすれば、しばらく乗っていなくてもスムーズに乗ることができます。このような運動学習にも、小脳は関わっています。

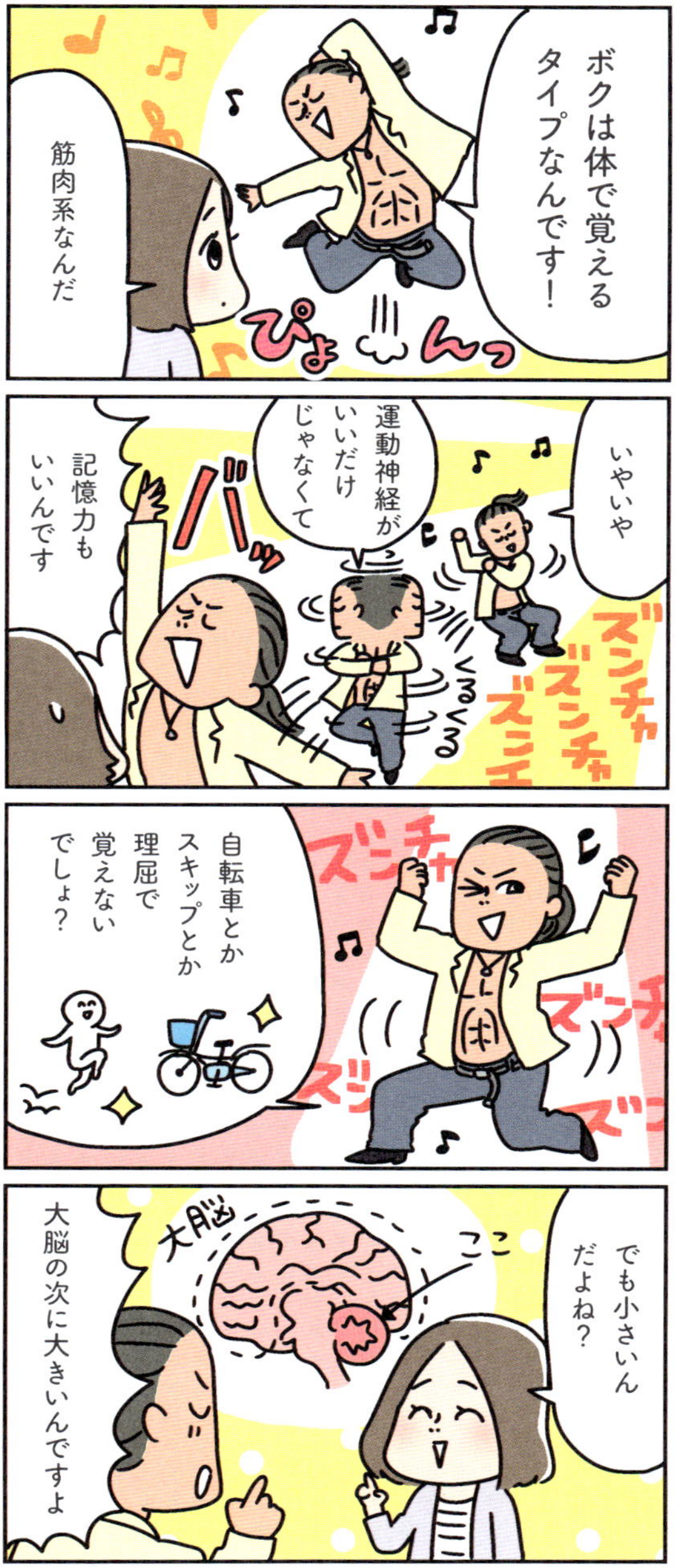
ボクは体で覚えるタイプなんです！
ぴょんっ
筋肉系なんだ
いやいや
ズンチャ
ズンチャ
運動神経がいいだけじゃなくて
くるくる
バッ
記憶力もいいんです
ズンチャ
自転車とかスキップとか理屈で覚えないでしょ？
でも小さいんだよね？
ここ
大脳
大脳の次に大きいんですよ

# 記憶

## 記憶の内容によって脳のさまざまな場所に保存

人間の記憶には、ずっと覚えている長期記憶と、すぐに忘れてしまう短期記憶があるとする、二重貯蔵モデルが提唱されています。その内容は、次のようなものです。

短期記憶は一時的に覚えている記憶です。短期記憶は海馬など形成・保存され、何度も体験したり、重要度が高くなったりすると長期記憶に変わることもあります。海馬は、短期記憶の形成や短期記憶から長期記憶へ変えるのに重要なはたらきをしていると考えられています。

一時的に海馬を中心に保存された記憶は、大脳皮質の連合野に送られ、最終的に長期にわたって保存されるのではないかと考えられています。海馬から大脳に移行し終えた記憶を長期記憶、海馬が覚えている短い期間の記憶を短期記憶としています。

長期記憶にはエピソード記憶、意味記憶、手続き記憶、情動記憶などがあります。自分の体験したエピソード記憶は主に海馬に、勉強した内容などの意味記憶は前頭葉や海馬、側頭葉などに、そして、恐怖や快楽といった喜怒哀楽に関係する情動記憶は、扁桃核に保存されるといわれています。自転車の乗り方や楽器の演奏などの手続き記憶には、大脳基底核と小脳が関わっています。

### 日常に役立つ超短期記憶

日常生活のなかで、たとえば買い物でのおつりの暗算など、瞬時に消去されてもいいような記憶を「ワーキングメモリ（作業記憶）」といいます。これは、認知心理学の概念です。

## 脳の部位と記憶の関係

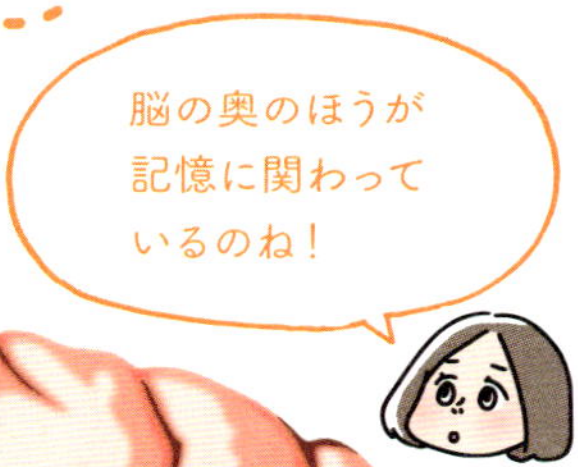
脳の奥のほうが
記憶に関わって
いるのね！

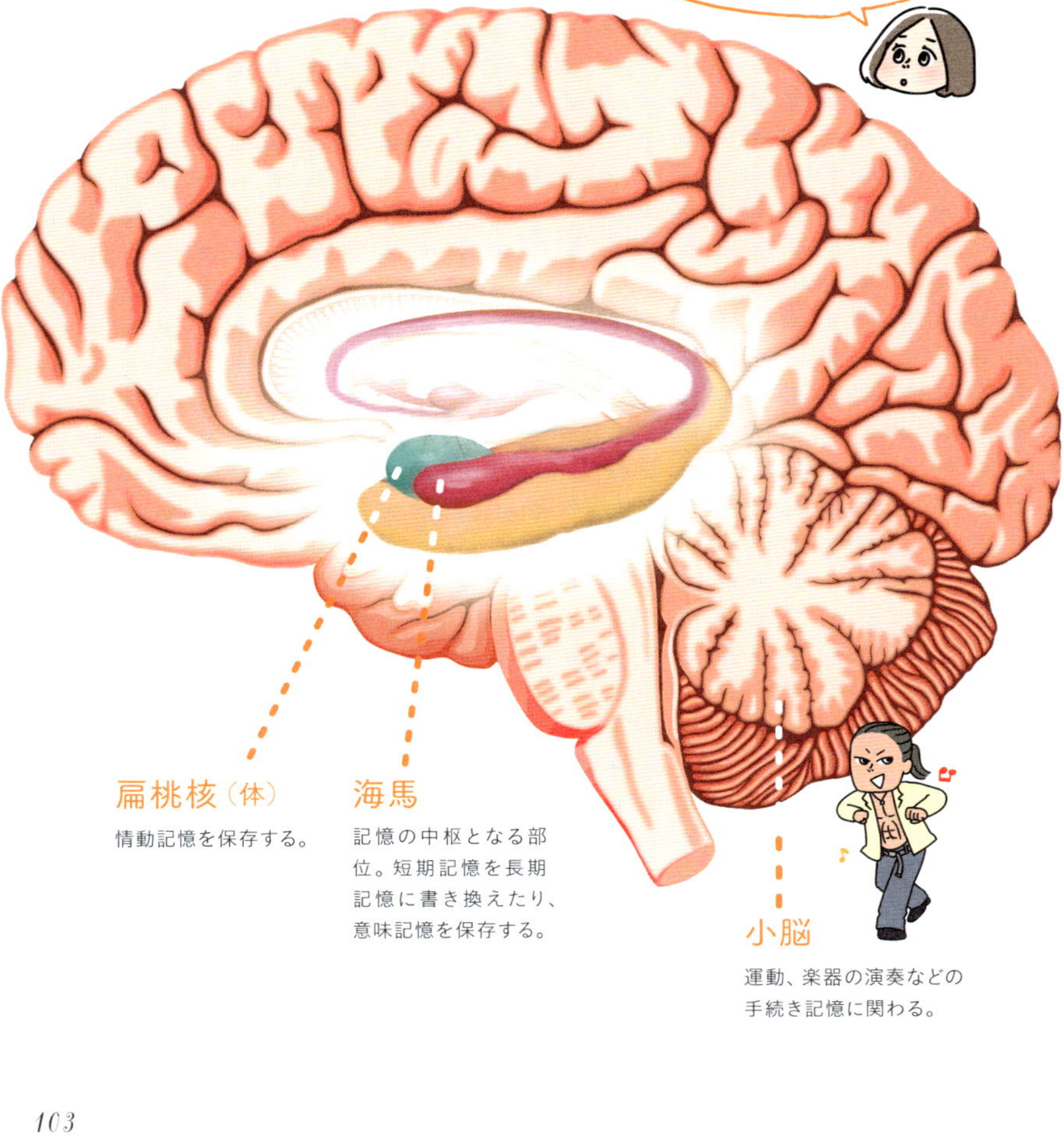
扁桃核（体）
情動記憶を保存する。
海馬
記憶の中枢となる部位。短期記憶を長期記憶に書き換えたり、意味記憶を保存する。
小脳
運動、楽器の演奏などの手続き記憶に関わる。

# 眠り

## 本能行為である眠りも脳のはたらきの一つ

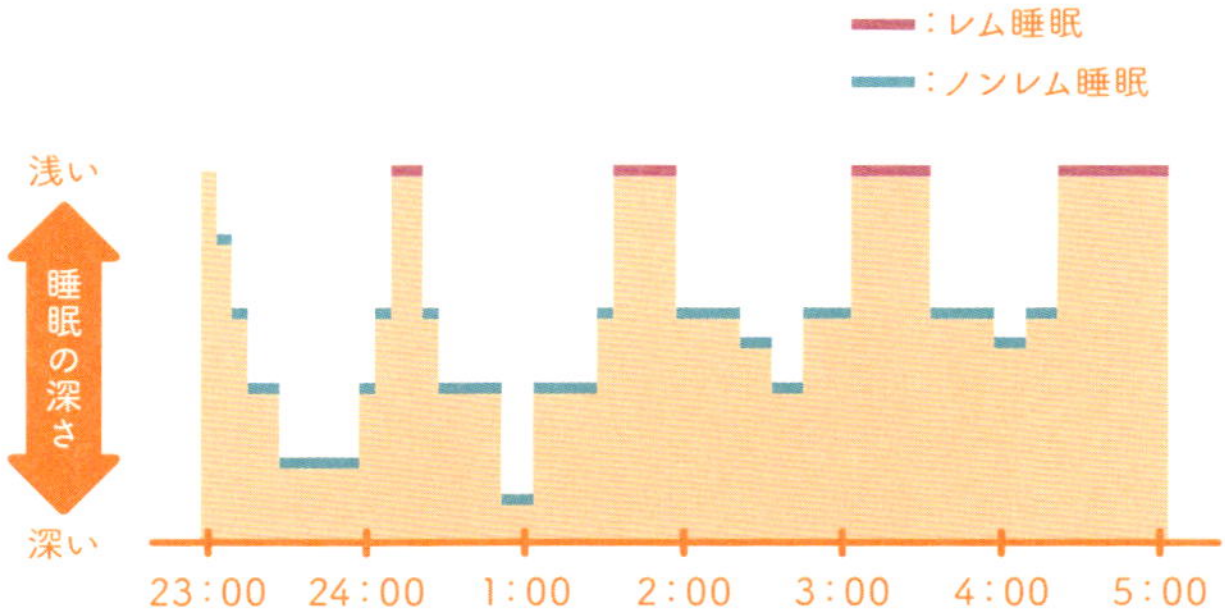

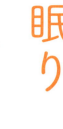

人間は昼間に行動して、夜間に休むという基本的な生活リズムがあります。眠りは本能行為の一つであり、体を休めてエネルギーを補給しています。眠りのおかげで、脳は常に高次の情報処理をすることができると考えられます。

脳には、眠る脳と眠らせる脳があります。眠る脳は大脳皮質であり、大脳が休息することで、その支配下にある全身の各部でさまざまな睡眠の状態が現れます。眠らせる脳は間脳、中脳、橋《きょう》、延髄です。脳内はニューロンという神経細胞でつながれて神経回路を形成し、電気的な信号を伝えています。この活動を支えるのがニューロン同士の接続部分であるシナプスです。そこから放出される神経伝達物質と睡眠物質が睡眠調節に関わっています。

ところで、眠りにはレム睡眠とノンレム睡眠の2種類が存在します。レム睡眠は閉じたまぶたの下で眼球が動く急速眼球運動をしており、体は休んでいて脳は目覚めている眠り、つまり夢を見る状態です。ノンレム睡眠は閉じているまぶたを開けると、眼球が上を向いていてまったく動かず、脳と体の両方を休ませている状態です。この2種類の眠りがうまく組み合わさり、睡眠の状態を

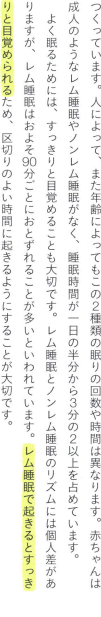

つくっています。人によって、また年齢によってもこの2種類の眠りの回数や時間は異なります。赤ちゃんは成人のようなレム睡眠やノンレム睡眠がなく、睡眠時間が一日の半分から3分の2以上を占めています。

よく眠るためには、すっきりと目覚めることも大切です。レム睡眠とノンレム睡眠のリズムには個人差がありますが、レム睡眠はおよそ90分ごとにおとずれることが多いといわれています。**レム睡眠で起きるとすっきりと目覚められる**ため、区切りのよい時間に起きるようにすることが大切です。

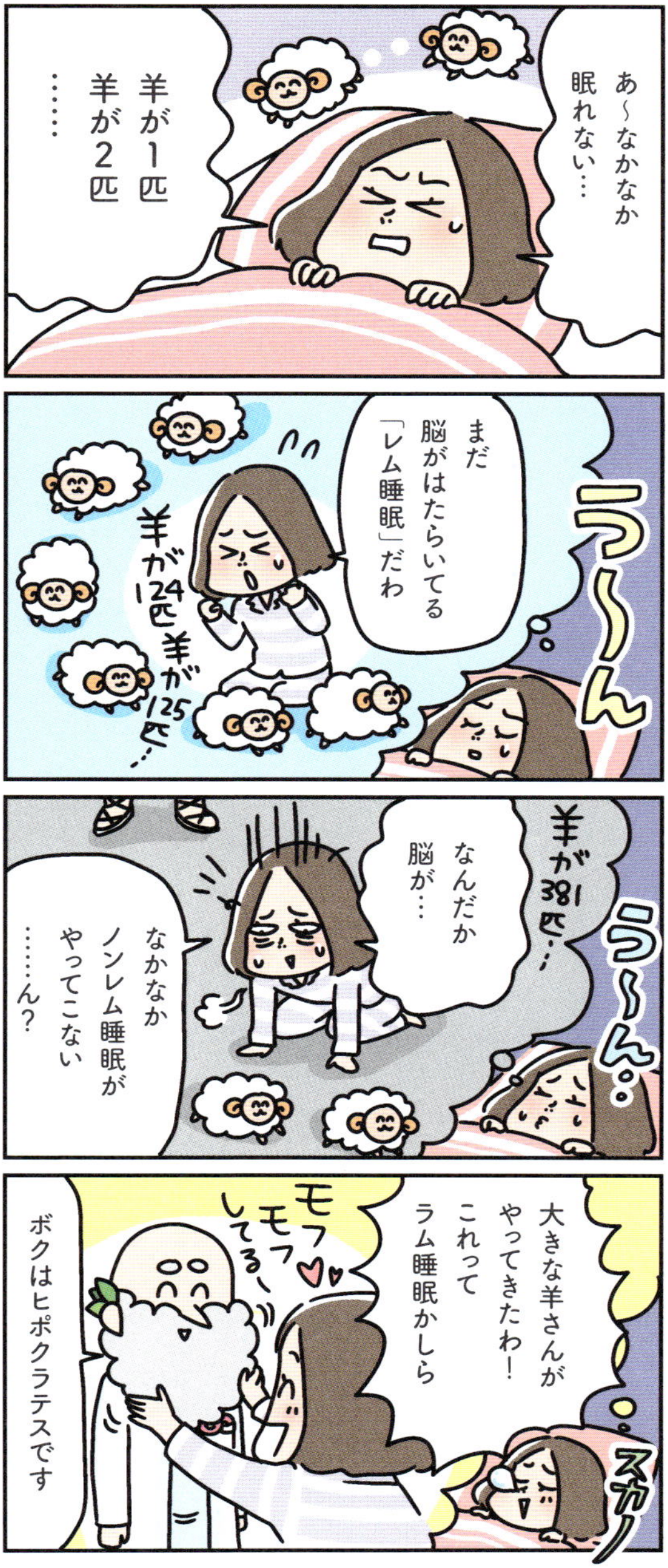

あ〜なかなか眠れない…
羊が1匹
羊が2匹
……
まだ脳がはたらいてる「レム睡眠」だわ
う〜ん
羊が124匹
羊が125匹…
羊が381匹…
なんだか脳が…
なかなかノンレム睡眠がやってこない
……ん？
う〜ん。
大きな羊さんがやってきたわ！これってラム睡眠かしら
モフモフしてる
ボクはヒポクラテスです
スカー

# 不眠は体内時計と睡眠覚醒のリズムの乱れが大きな原因

夜、眠れないと悩んでいる人は、まずは日中の生活習慣から見直してみましょう。

眠りには、脳の視床下部と脳幹が大きく影響しています。視床下部には体内時計があり、約一日＝24時間前後の周期で体が活動するようになっています。これを概日《がいじつ》リズム（サーカディアンリズム）といいます。体内時計は毎朝、太陽光を浴びることで調整しています。夜眠れず、昼間眠いという場合、体内時計と睡眠覚醒のリズムが乱れていますので、まずは朝の光を浴びて生活のリズムを整えましょう。日中の生活習慣も大きく影響します。食事の時間など昼間の活動も見直しましょう。

また、視床下部は感情の影響を強く受けているので、精神的なストレスを減らすことも必要です。一方、脳幹には感覚刺激に応じて大脳を目覚めさせる機能があるので、寝つきの悪い人は外部からの強い刺激をできるだけ少なくして、眠るときの環境を整えることも大切です。

十分な睡眠時間をとっているのに昼間も眠いという場合は、睡眠時無呼吸症候群の可能性があります。これは、睡眠中に10秒以上の呼吸気流が停止する、すなわち気道の空気の流れが止まった状態（無呼吸及び低呼吸）が一晩（7時間）の睡眠中に30回以上もしくは一時間に5回以上あると疑われます。睡眠時無呼吸症候群は狭心症や突然死のリスクにもなりますので、疑われる場合は専門医に相談することをおすすめします。

朝、太陽の光を浴びるとセロトニンという神経伝達物質が分泌される。夜になるとセロトニンはメラトニンになり松果体から分泌、眠る準備が整う。

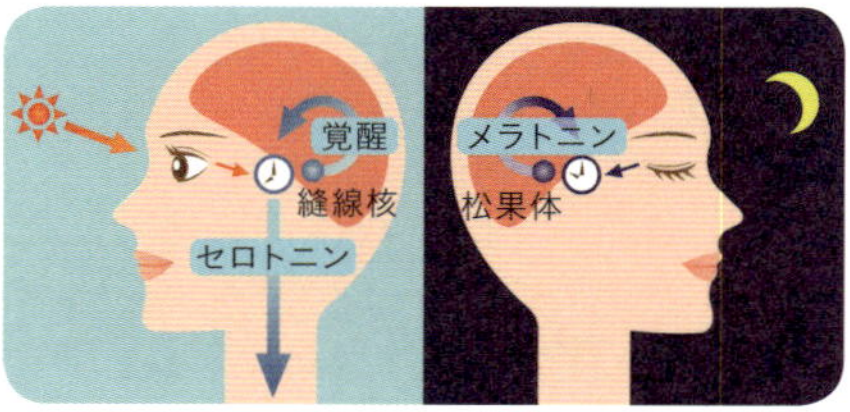

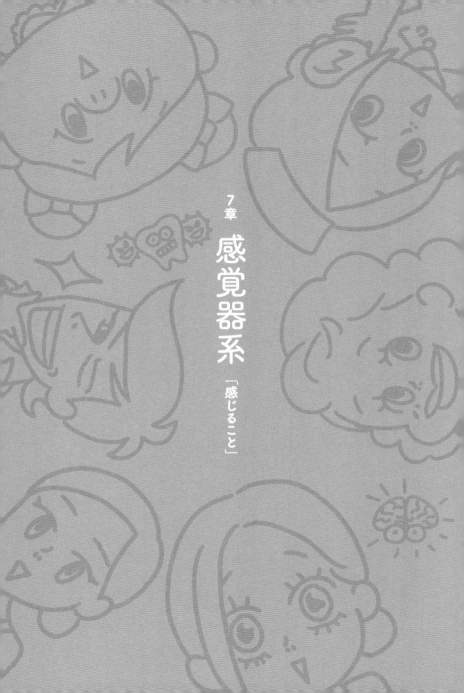

# 7章 感覚器系

「感じること」

# さまざまな情報を感覚器が受け取って脳に伝える

五感など外部からの情報を感じとる器官を感覚器といいます。視覚は目で、聴覚は耳で、嗅覚は鼻で、味覚は口の中の舌で、触覚は皮膚で感じとります。これらの感覚器からさまざまな情報を受け取って、その情報は脳へと送られて処理されます。その処理された内容に基づいて、循環器系や内分泌系などの体内活動、また運動器系による行動が行われています。例えば、運動するときには、感覚器から受け取る瞬間の情報に対応しながら体を動かしています。

ところで視覚、聴覚、嗅覚、味覚、平衡感覚は頭部にだけある特別な感覚であり、これを特殊感覚と呼んでいます。このなかで、視覚や聴覚は音や光のエネルギーという物理刺激を感じるもので、実際に物質が目や耳に飛び込んでくるわけではありません。その一方で、嗅覚や味覚は、味や匂いの分子という実態のあるものが入ってきて感じる化学的刺激です。

一方、体のどこでも程度の差はあっても感じとれる感覚を一般感覚とい

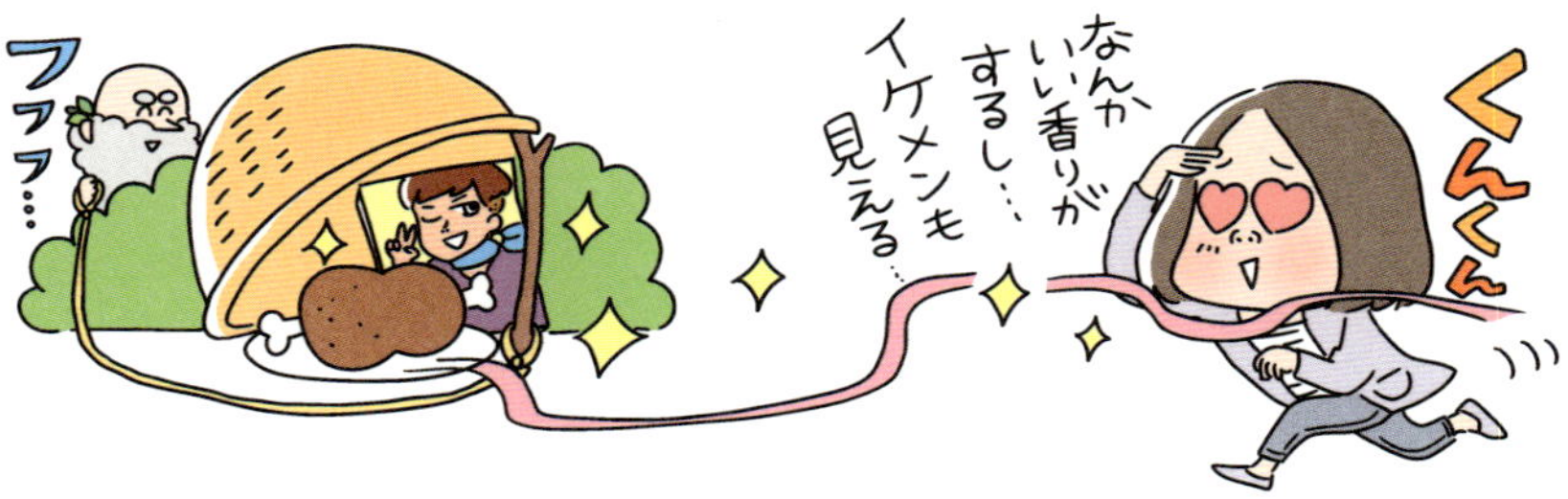
フフフ…
なんかいい香りがするし…イケメンも見える…
くんくん

います。一般感覚は大きく体性感覚と内臓感覚に分類されます。例えば、眼球や舌にも触覚や痛覚があります。また、腹痛や空腹感、便意など内臓からもさまざまな感覚が脳へ伝えられています。ひと言で感覚といっても、さまざまな種類があることがわかります。

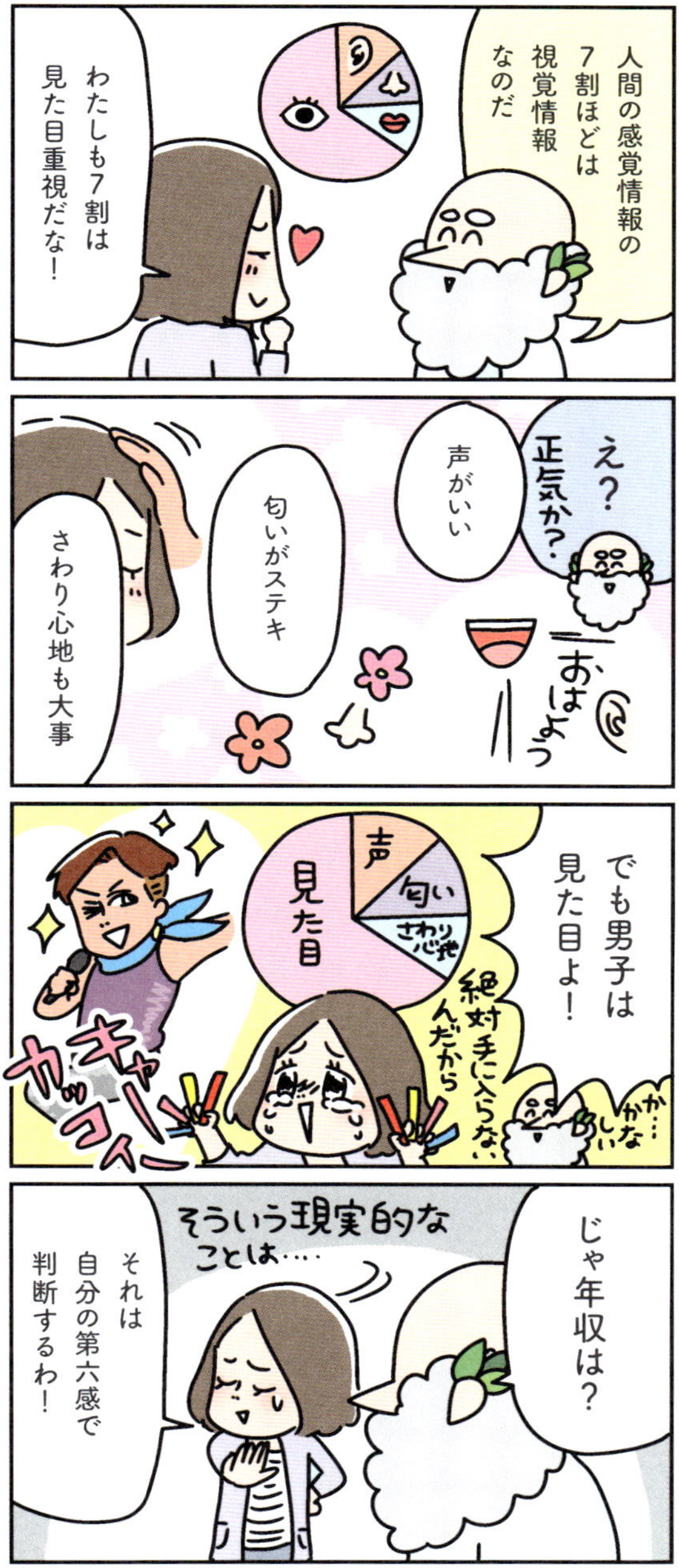

人間の感覚情報の7割ほどは視覚情報なのだ
わたしも7割は見た目重視だな！
え？正気か？
声がいい
匂いがステキ
さわり心地も大事
おはよう
でも男子は見た目よ！
声
匂い
さわり心地
見た目
絶対手に入らないんだから
か…かなしい
キャー
カッコイー
じゃ年収は？
そういう現実的なことは….
それは自分の第六感で判断するわ！

# 目

## 光の情報を受信する超高性能カメラ

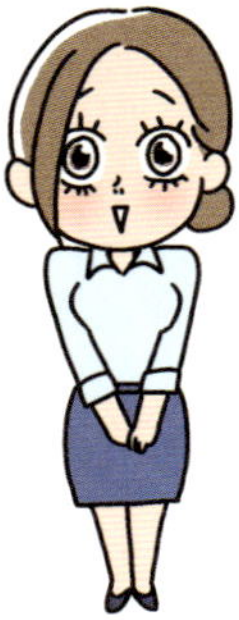

アイ子

コンタクトレンズショップで働く、ぱっちりおめめのキラキラ系女子。視力はマサイ族並みだが、目力アップの度なしカラコンは必需品。

目は光を感知して、物の形や色、自分との距離などの情報を得る感覚器官で、できるだけ正確な映像情報を脳に伝えます。目はカメラと同様の構造をしています。入ってきた光をレンズの役割を果たす水晶体が集め、フィルムである網膜に写します。オートフォーカス（自動ピント合わせ）機能でレンズの厚みを調節して、ピントを合わせるのが毛様体、光量を調整するしぼりが虹彩です。網膜に写し出された情報を脳に伝えるのは、視神経と呼ばれる感覚神経です。

物を見るとき、物体から反射した光が角膜で屈折し、水晶体を通って、網膜上で焦点を結びます。網膜上でうまく焦点が結ばれない場合、近視や遠視、乱視、老眼など目がよく見えない状態になります。また、どんな色に見えるかも、その対象物を照らしている光の反射を目の感覚受容器がとらえ、光の波長の長さを、3種類の錐体細胞が振り分けて脳に伝えています。

加齢に伴い、視力が低下したり、視力を低下させる病気が引き起こされたりします。高齢者に多い動脈硬化や糖尿病などの病気は網膜へ運ばれる酸素や栄養を減らすので、視力を低下させる原因となります。レンズである水晶体はタンパク質を主成分としてお

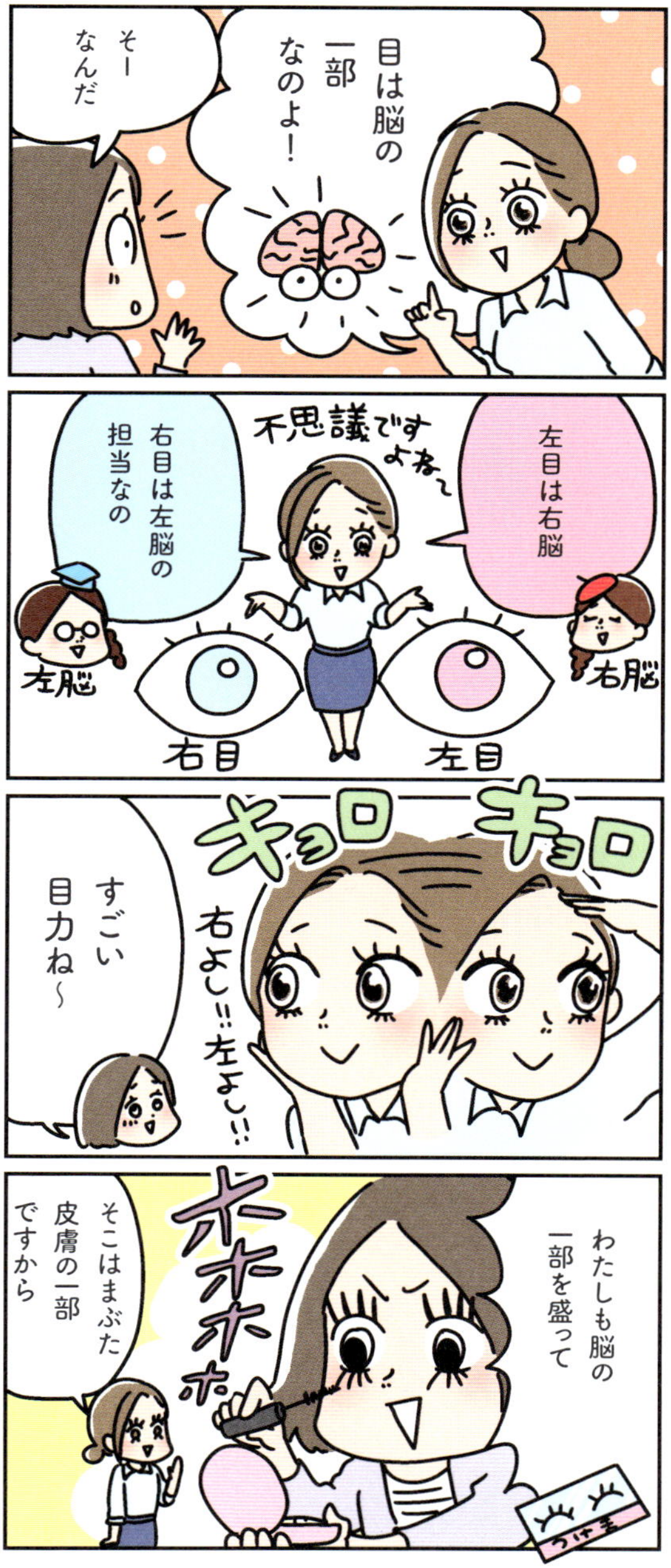
目は脳の一部なのよ！
そーなんだ
左目は右脳
不思議ですよね〜
右目は左脳の担当なの
右脳
左脳
右目
左目
キョロ キョロ
右よし!! 左よし!!
すごい目力ね〜
ホホホホホ
わたしも脳の一部を盛って
そこはまぶた皮膚の一部ですから
つけま

り、ほぼ無色透明です。老化によって、このタンパク質が変性して硬くなり、水晶体が濁って視力が低下するのが白内障です。

ところで涙の大半は、上まぶたの裏にある涙腺から分泌される涙液でできています。涙には眼球の粘膜を潤すほか、角膜や結膜の栄養補給、殺菌作用、異物を洗い流すなどデリケートな目を守る重要な役割があります。

### 目が悪い(近視)ってどういうこと?

近視は、焦点が網膜よりも手前で結ばれるため、物がぼやけて見える状態のことをいいます。

多くの場合、近くの物を見過ぎたことなどが原因で、水晶体と角膜が屈折力が強い状態で凝ってしまい、近視になります。また、生まれつき眼軸が長すぎるために、焦点が届かない場合もあります。

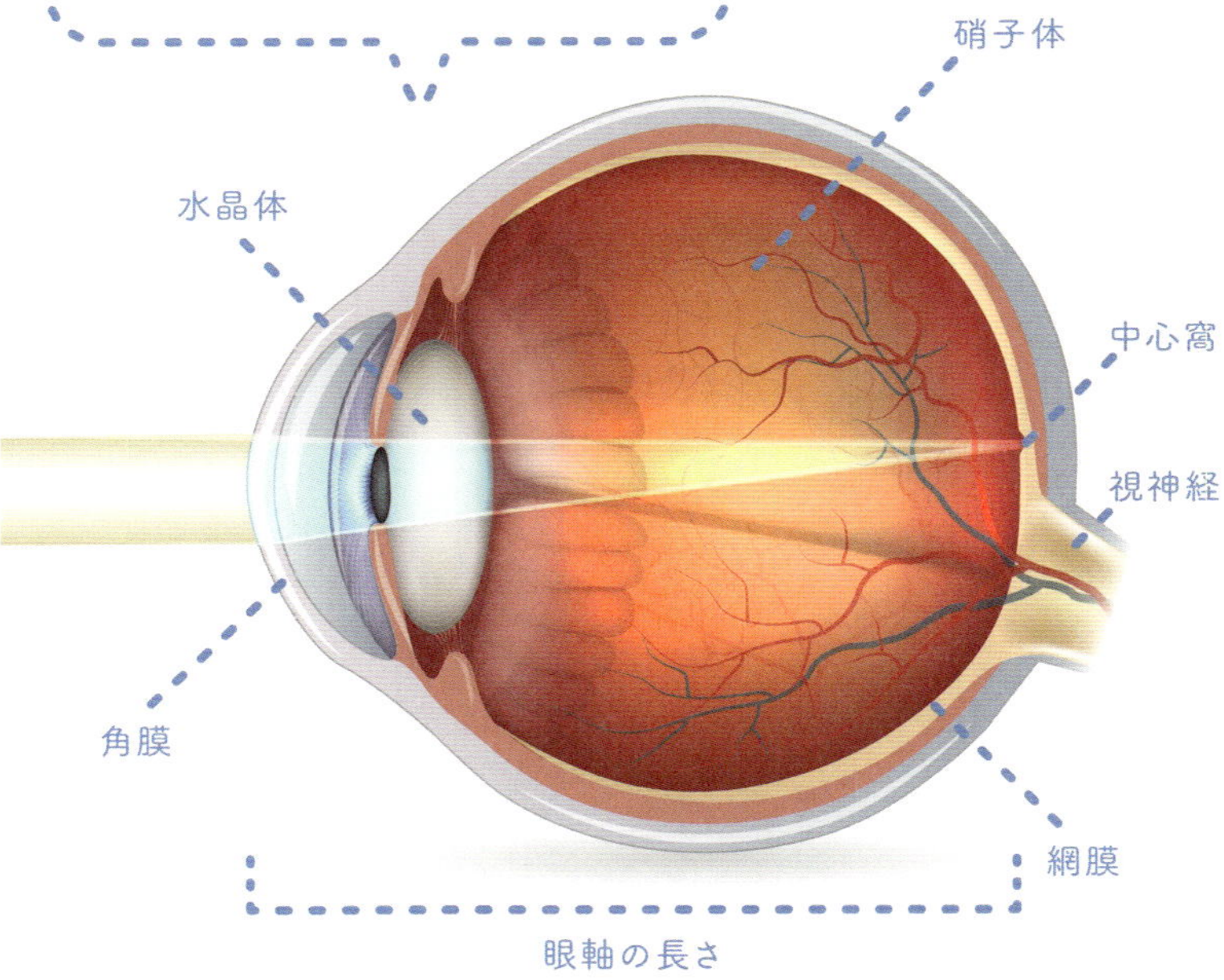
硝子体
水晶体
中心窩
視神経
角膜
網膜
眼軸の長さ

### ネコの世界はモノトーン

哺乳類のなかで、カラフルな世界が見えているのは、猿や人間だけだといわれています。犬やネコには、色を見分ける「錐体《すいたい》細胞」という視細胞がほとんどないため、色を区別することが難しいのです。その代わり、明るさを見分ける「桿体《かんたい》細胞」はとても多く、暗闇でもよく目が見えます。

### 目にも右利き・左利きがある

手に利き手があるように、目にも利き目があり、物を見るときに無意識に利き目の方を使っています。

調べ方は、まず手でOKサインを作り、その輪の中から遠くに見える目的物を両目で覗きます。片目ずつつぶってみて、輪の中に目的物が入っていた方が利き目になります。

# 涙は目を守るバリア

人は、悲しいときやうれしいときに涙を流します。悲しさなどが脳神経のなかにある顔面神経の副交感神経に伝わって伝達物質を放出します。この物質が涙腺に届いて涙が分泌されます。

これ以外にも常に微量の涙が分泌されて、目の表面に潤いを与えています。涙の大半は、上まぶたの裏側にある涙腺から分泌される涙液でできています。眼球の粘膜を潤すほか、角膜・結膜の栄養補給や殺菌作用、異物を洗い流すなど多くの役割を果たしています。涙は、油層と液層の二層構造で目の表面に薄く均一に広がり、目を保護しています。外側の油層は、まぶたの縁にあるマイボーム腺から分泌され、涙の蒸発を防ぐ役割をしています。内側は涙の大部分を占める液層で、上まぶたの裏側にある涙腺から分泌されます。この液層には、粘液のムチン（分泌型ムチン、膜結合型ムチン）が含まれていて、涙の安定性を保ったり、病原体の侵入を防いだりしています。

まばたきは涙を運ぶポンプの役目をします。1分間に約20回、まばたきをして、一日に目薬20滴分の涙を目の表面に送り出しています。その際、古い涙は、目の内側にある涙点という二つの穴から鼻へと排出されます。大量に涙を流したときに鼻水が出るのは、鼻涙管を通って涙が鼻から出るからです。

# 耳

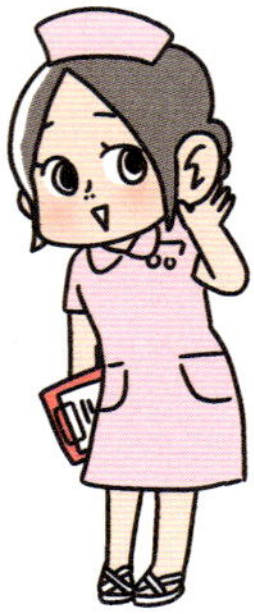

ミミ子

耳鼻科ではたらくナース。少し大きめの耳がチャームポイント。大きな音が好きで、休みの日はヘビメタバンドのライブに行くのが趣味。

## 音を集めて聞き、体のバランスを保つ

一般的に、耳と呼んでいるのは耳介《じかい》の部分です。音を集める場所で、耳のほんの一部でしかありません。耳は大きく分けて外側から外耳、中耳、内耳の3つに分かれていて、一番複雑なのが奥にある内耳。音を聞いたり、バランスをとる役目を行っています。耳介で集められた音の振動は外耳、中耳、内耳とリレー形式で伝わっていき、内耳の蝸牛《かぎゅう》で識別されます。

まず、外耳の耳介で音の振動を拾って外耳道を通ります。外耳と中耳の境にあるのが鼓膜です。音の大きさや高低に応じて、鼓膜が震えて3つの小さな骨でできた耳小骨に伝わります。さらに、耳小骨の振動が内耳にある、うずまき型の管の蝸牛に伝えられます。ここに音を識別する感覚細胞があります。この管の中のリンパ液の揺れで感覚細胞が刺激され、脳に音が伝わります。ちなみに耳が左右二つあるのは、それぞれの耳に届く微妙な時間差で音の方向を聞き分けるためです。

耳には音を集めて聞く以外に、体のバランスを保つための平衡器のはたらきがあります。蝸牛の隣にある三半規管と前庭という器官で行われています。三半規管と前庭で感じとった情報は神経を通り、大脳の体性知覚野に伝えられ、体の各器官に脳が指令を出

してバランスをとります。

ところで、飛行機に乗っていて高度が上がったときや高層ビルのエレベーターの中で耳がツーンとして、しばらく音がよく聞こえなくなることがあります。これは、耳の内側と外側にかかる気圧に差が生じ、鼓膜が力の強い方に押されて一時的にうまく振動できなくなるためです。

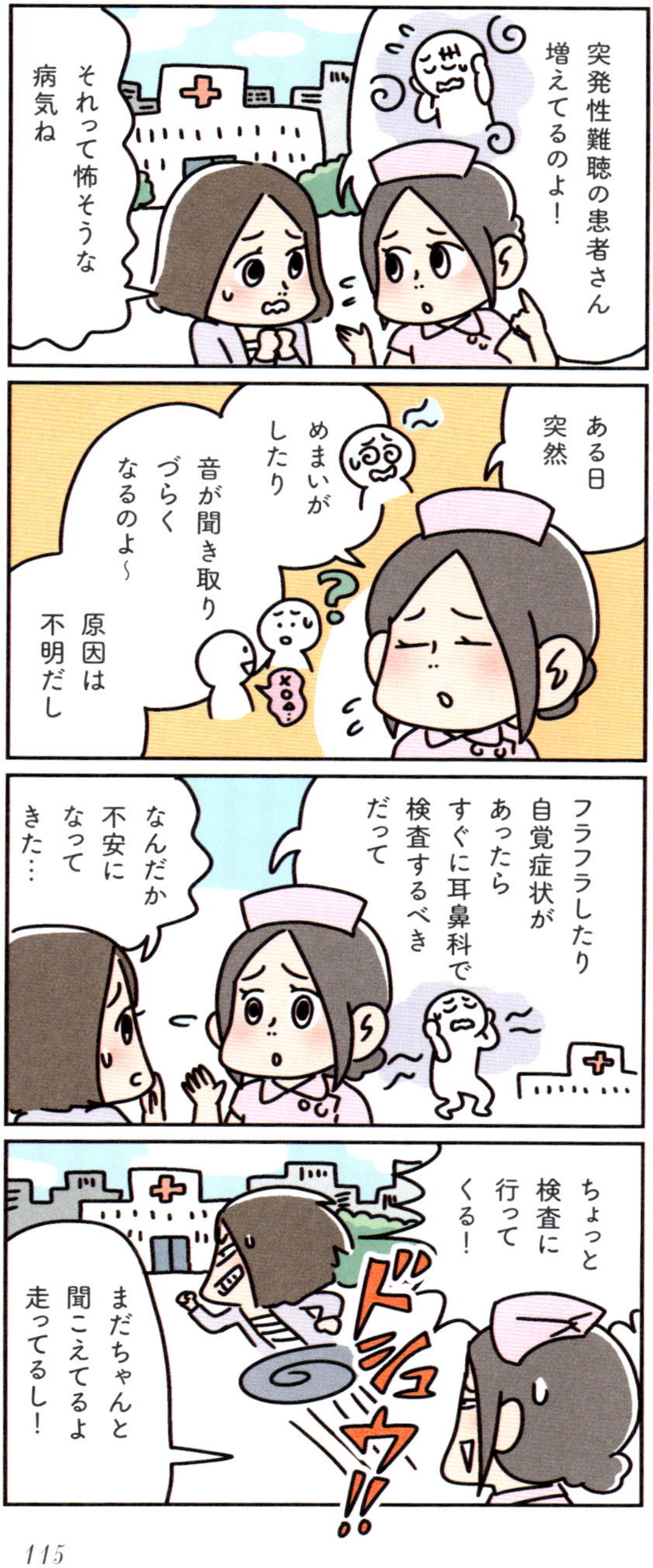
突発性難聴の患者さん増えてるのよ！
それって怖そうな病気ね
ある日突然
めまいがしたり
音が聞き取りづらくなるのよ～
原因は不明だし
フラフラしたり自覚症状があったらすぐに耳鼻科で検査するべきだって
なんだか不安になってきた…
ちょっと検査に行ってくる！
ドシュウ!!
まだちゃんと聞こえてるよ走ってるし！

# 鼻

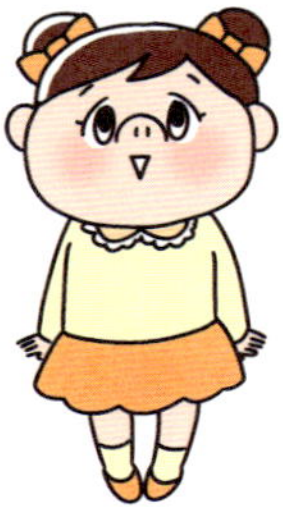

花子

上を向いた鼻と丸顔がかわいい女の子。鼻の通りがよいので、とても歌が上手。アイドルになって、歌で人を幸せにするのが将来の夢。

## 空気の通り道であり、嗅覚を担う感覚器官

鼻は空気を取り入れるための呼吸器官であり、匂いを嗅いだりするための嗅覚器官でもあります。また、鼻があることで声を美しく響かせることもできます。鼻の穴は外鼻孔と呼び、その内部には鼻腔が広がっています。鼻腔は中央にある鼻中隔という壁で左右に分かれ、上、中、下の鼻甲介《びこうかい》というヒダによって上鼻道、中鼻道、下鼻道の３つに分かれています。鼻腔は血管が密集した線毛を持つ粘膜で覆われており、吸った空気の加温や加湿を行ったり、ほこりや微生物などを吸着・除去して身を守ります。

匂いを感じるのは、鼻腔上部にある嗅覚器。そこにはたくさんの嗅《きゅう》細胞があり、空気に混じった匂いの分子を感知します。そして神経を通して、その刺激が大脳皮質へと伝わります。嗅細胞はショウノウ、ジャコウ、花香、ハッカ、エーテル、刺激臭、腐敗臭の７つの原臭を感じます。これらの組み合わせや割合で、脳が匂いを判断します。犬の嗅細胞が１億〜２億個なのに対して人は５００万個しかありませんが、３０００〜１万種類の匂いを識別できるといわれています。

また、嗅覚は味覚にも関係しています。味覚と嗅覚の感覚情報は大脳で一つに統合され、風味として認識。塩味、苦味、甘味、酸味などの味覚は嗅覚がなくても感じますが、風味

を味わうには味覚と嗅覚の両方の認識が必要です。

嗅覚は40代半ばから衰えるとされていますが、個人差が大きく、一般的に女性の方が敏感です。嗅覚が低下すると風味がわからなくなるため、食欲が減退します。鼻に関わる主な病気にアレルギー性鼻炎があります。必要に応じて、抗アレルギー薬を服薬して対処しますが、症状がひどくなる前に飲むと効果的です。

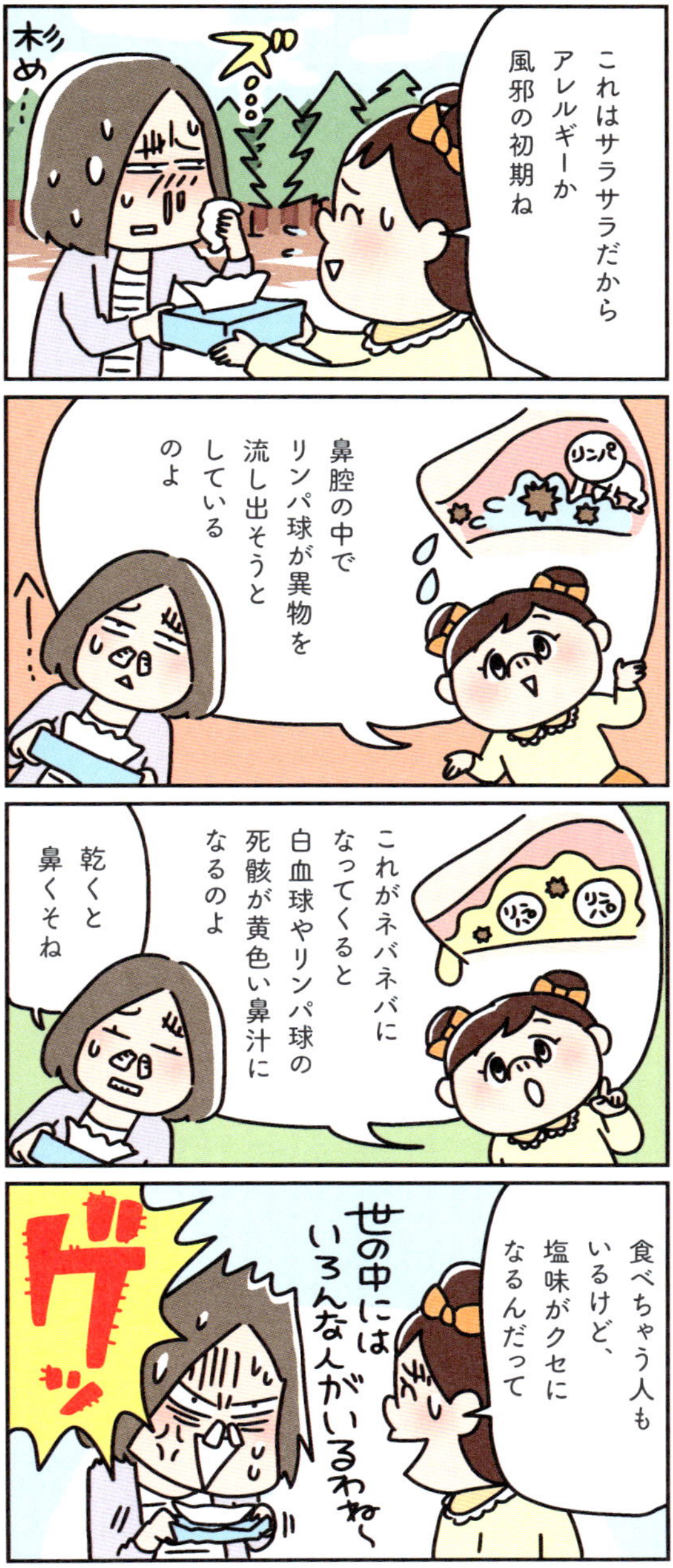
これはサラサラだから アレルギーか 風邪の初期ね
ズ
杉め…
鼻腔の中で リンパ球が異物を 流し出そうと しているのよ
リンパ
へー…
これがネバネバに なってくると 白血球やリンパ球の 死骸が黄色い鼻汁に なるのよ
乾くと 鼻くそね
食べちゃう人も いるけど、塩味がクセに なるんだって
世の中には いろんな人がいるわね〜
グッ

# 歯

## 食物をかみ砕く。消化のスタート地点

歯は食物をかみ砕き、すりつぶすという消化の第一歩の役割を行います。歯には乳歯と永久歯の2種類があります。乳歯は生後8カ月ごろから生えはじめて2〜3歳で乳歯が生えそろい、合計約20本です。乳歯から永久歯に入れ代わるのは10〜11歳ごろで、成人では28〜32本あります。

歯は歯肉から出ている歯冠と、隠れている歯根で構成されています。歯冠は硬いエナメル質に覆われ、さまざまなものをかみ砕くことができます。かみ砕くときは、健康な歯で人間の体重と同じ50〜90kgくらいの荷重がかかっています。

よくかむことが大切だとされていますが、これは消化を助け、胃腸の負担を軽くすることはもちろん、あごを発達させ、歯並びも整えます。さらに、かむ刺激によって脳の血流がよくなるため、脳のはたらきが活発化します。あまり硬いものを食べずに早食いの習慣が定着すると、あごが細くなり、歯並びも悪くなります。この習慣が長く続くと、頭痛や肩こりの原因にもつながります。

虫歯の原因はスプレプトコッカス・ミュータンスという細菌です。これは歯についた食物のカスを発酵させ、強力な酸をつくって歯を溶かします。人から人へ感染するため、親などから赤ちゃんへの口移

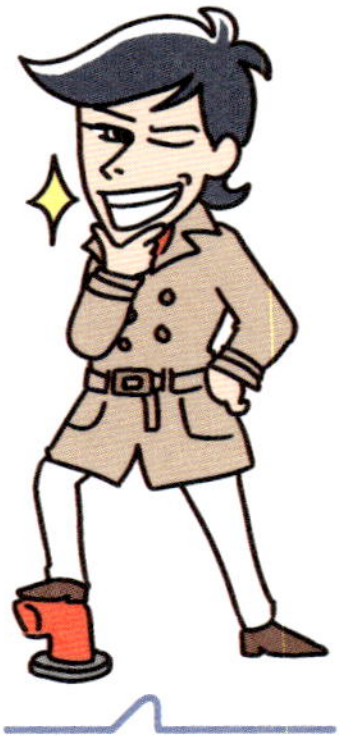

デン太郎

白い歯が自慢の二枚目。人と話す距離が近いので女性はときめくが、実は自慢の歯並びを見せたいだけである。

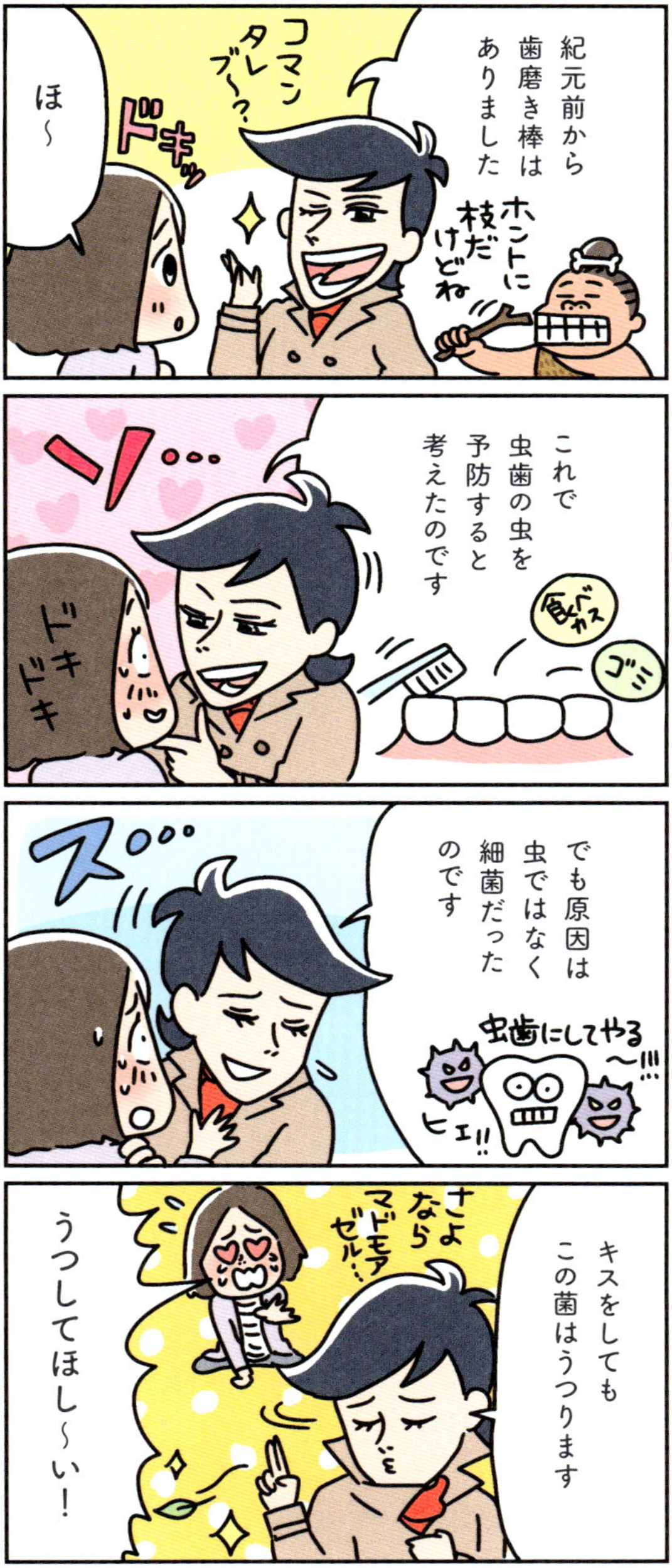
紀元前から歯磨き棒はありました
コマンタレブ〜?
ホントに枝だけどね
ドキッ
ほ〜
これで虫歯の虫を予防すると考えたのです
食べカス
ゴミ
ハッ…
ドキドキ
でも原因は虫ではなく細菌だったのです
虫歯にしてやる〜!!!
ヒエ!!
ズ…
キスをしてもこの菌はうつります
さよならマドモアゼル…
うつしてほし〜い!

しは避けた方がいいでしょう。

虫歯の原因菌の増加は、歯槽膿漏にもつながります。また、糖尿病をはじめとした生活習慣病も、歯槽膿漏の原因となるといわれています。

一方、歯槽膿漏は動脈硬化などの一因になるのではないかという指摘もあります。歯磨きをするなど口の中の健康を心がけることは、全身の健康を考えるうえで、とても大切だといえます。

# 舌

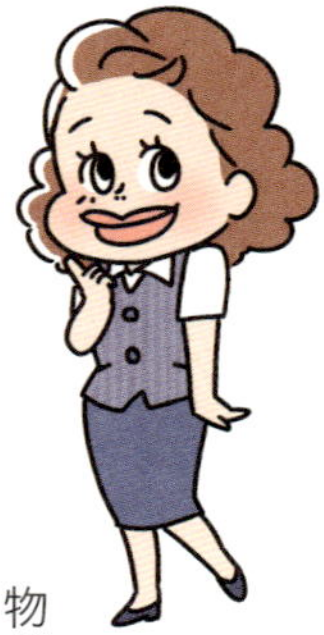

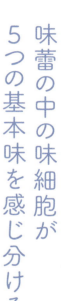

かみ子

食べ歩きが趣味のグルメOL。会社付近の飲食店は行き尽くしてしまったので、ランチは隣の駅まで足をのばしている。

## 味蕾の中の味細胞が5つの基本味を感じ分ける

舌は柔軟な筋肉のかたまりで、束になって縦横に走る横紋筋でできている内舌筋と、周辺の骨につながっている外舌筋で構成されています。歯でかみ砕いた食物を唾液と混ぜ合わせ、食道に送り込むはたらきをしています。舌の奥の喉頭蓋《こうとうがい》は、食物が気管に入らないように食物を飲み込むときに気管を覆います。また、舌は言葉を話すときには唇とともに複雑に形を変えて、発音を助ける役割もあります。

舌が受け取る味は塩味、甘味、苦味、酸味、旨味の5種類。5つの基本味と呼ばれています。その組み合わせによって味覚がつくられています。舌の表面には、ブツブツとした舌乳頭と呼ばれる突起物が無数に存在しています。舌乳頭は茸状乳頭、糸状乳頭、葉状乳頭、有郭乳頭の4つに分類されます。糸状乳頭以外の舌乳頭には、花のつぼみの形をした味蕾《みらい》という味を感じるセンサーがあり、舌全体に約1万個も存在しています。唾液や水に溶けた食物の分子が、味蕾の中の味の受容体である味細胞に入り込み、神経を通って大脳に情報が送られます。一つ一つの味細胞は、5つの基本味のうち1つしか感知できませんが、味蕾には20~30個の味細胞が集まっているので、すべての味を感じることができます。味覚は視覚や嗅覚、舌触り、温度などの影響を受けやすく、密接につながっています。暗闇で物を食べたり、風邪をひいて鼻がつまったときなど、あまり味がわからないのはこのためです。また味覚は体調によっても大きく変化します。味覚障害は糖尿病、腎障害、肝障害などの病気の兆候を知らせるサインでもあります。

＊辛味は5つの基本味とは別のものとされています。生理学的には痛覚に分類されます。

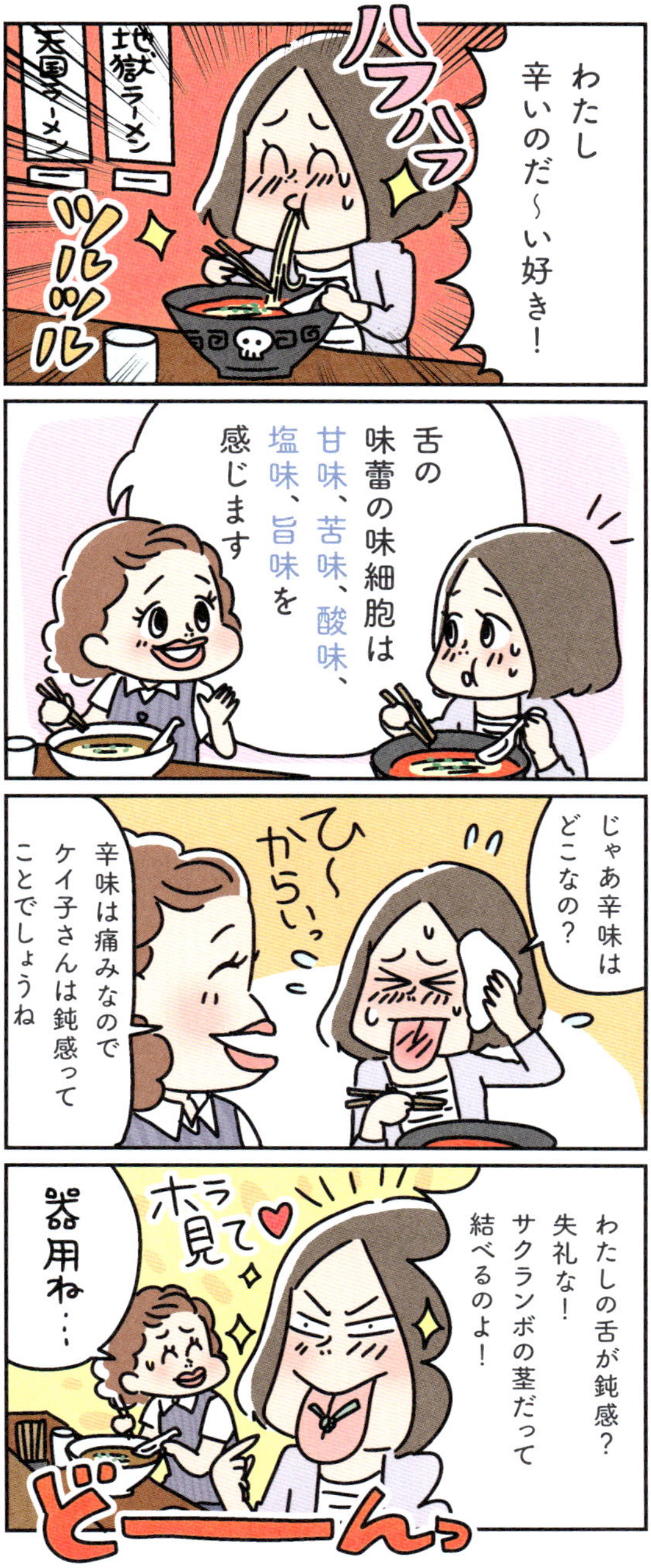

地獄ラーメン
天国ラーメン
ハフハフ
ツルツル
わたし 辛いのだ〜い好き!
舌の味蕾の味細胞は甘味、苦味、酸味、塩味、旨味を感じます
じゃあ辛味はどこなの?
ひ〜からいっ
辛味は痛みなのでケイ子さんは鈍感ってことでしょうね
わたしの舌が鈍感? 失礼な! サクランボの茎だって結べるのよ!
ホラ見て
器用ね…
どーーんっ

# 皮膚

## 外部の刺激から体を守り、体温調節を行う多機能な器官

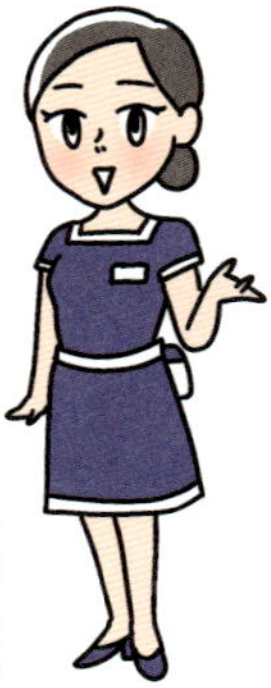

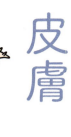

肌子ちゃん

デパート勤務で化粧品会社の美容部員。かなりの美容オタクで、キメの整った白い肌が自慢。紫外線を気にするあまり、外に出るときは覆面をかぶっている。

体の表面を覆う皮膚は**外部の刺激から体を守っています**。また、暑さや寒さを察知し、体温調節をするように視床下部にはたらきかけを行います。

皮膚は表皮、真皮、皮下組織の三層で構成。**表皮は異物の侵入を防ぎ、皮膚内の神経や血管を守る**役割があります。表皮の角質層は細胞分裂をして約28日周期で再生され、常に新しい細胞がつくられています。基底にあるメラニン細胞では、紫外線を浴びるとメラニン色素をつくり、紫外線のダメージから体を守ります。汗腺や皮脂腺があり、**体温を調節したり、皮膚や髪の潤いを保ちます**。真皮は、タンパク質を含むコラーゲン線維でできた網目状の強い組織。皮脂や汗の分泌腺、毛根を包む毛包があり、血管から表皮に栄養を送る役目を持ちます。神経が通っており、痛みや触感、温度を感じて皮膚の保温・保湿を行います。皮下組織は、皮下脂肪で満たされています。外からの刺激を和らげ、皮膚とその下の器官をつないでエネルギーを貯蔵しています。

皮膚にとって、**過度な紫外線を浴びることは大きなダメージになります**。紫外線の中の光エネルギー量の多いA波と強力なエネルギーを持つB波が皮膚に侵入して、細胞や線維を傷つけます。特にB波は日焼けによる赤みや炎症、肌トラブルをはじめ、細胞にダメージを与えて免

疫力を低下させたり、遺伝子を傷つけて皮膚がんを発症させたりするおそれもあります。さらに、目に吸収されると白内障のリスクも高まります。一方、A波はシミやシワの発生に大きく関与すると考えられています。A波はB波より波長が長いため、皮膚の奥に浸透して慢性的な変化を与える可能性が指摘されています。

そのほか、老化によっても表皮や真皮が薄くなったり、神経終末の数が減ったりし、痛みや温度、圧力に対する感受性が鈍くなったり、シワやシミ、たるみなども出てきます。

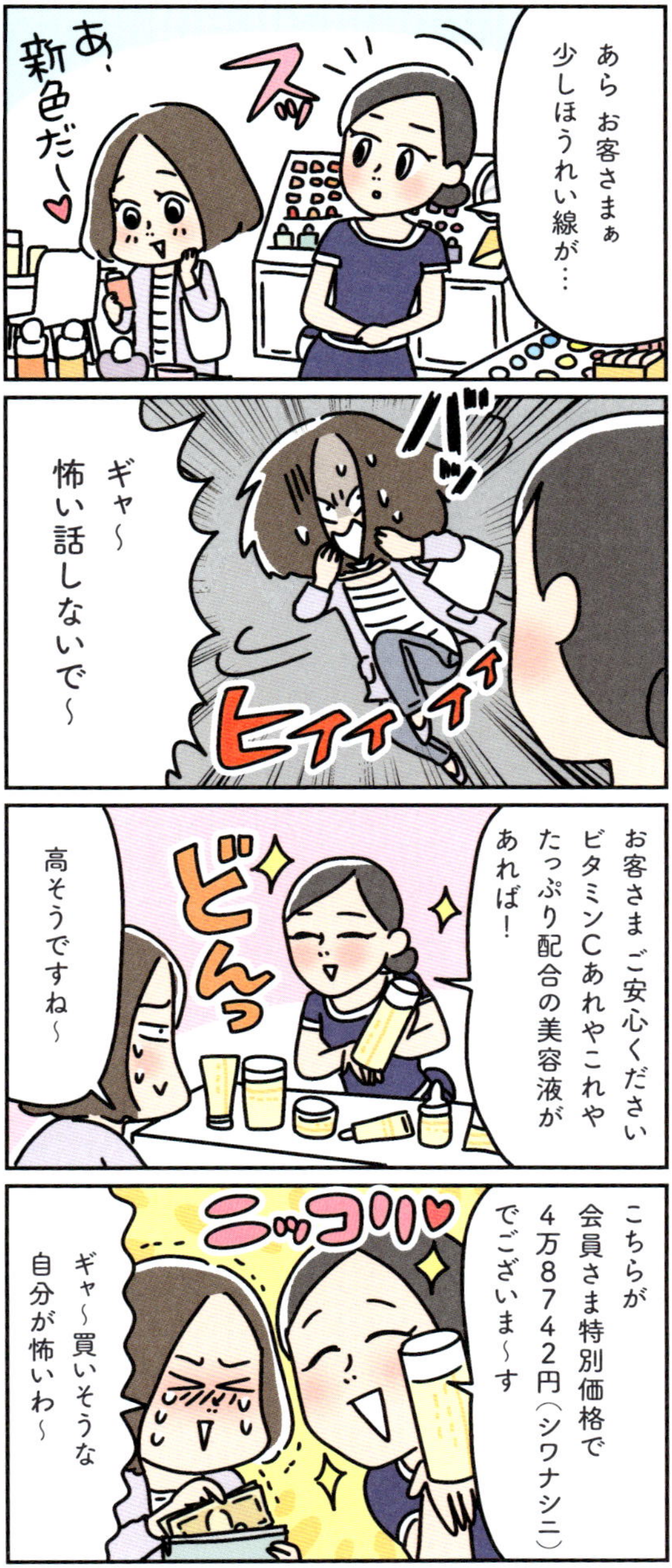
あら お客さまぁ 少しほうれい線が…
スッ
あ、新色だ〜♡
バッ
ヒィィィィ
ギャ〜 怖い話しないで〜
お客さま ご安心ください ビタミンCあれやこれや たっぷり配合の美容液があれば！
どんっ
高そうですね〜
こちらが 会員さま特別価格で 4万8742円（シワナシニ）でございま〜す
ニッコリ♡
ギャ〜買いそうな 自分が怖いわ〜

### 紫外線にもメリットがある？

紫外線は、肌にダメージを与え、免疫力を低下させたり、皮膚がんを引き起こしたり、さらには白内障の原因にもなる有害な光成分ですが、人体にとって有益な影響もあります。それは、ビタミンDの生成です。ビタミンDは、骨を健康に保つために欠かせない成分で、長い間日光を浴びずにいると、骨粗しょう症などのリスクが高まります。しかし、必要量はごくわずかで、1日10〜20分ほど手の甲に浴びれば十分なのです。

## シワができるメカニズム

**真皮層にエラスチン線維が減り、コラーゲン線維に弾性がなくなると、水分を十分に保持できず、シワやたるみにつながります。**

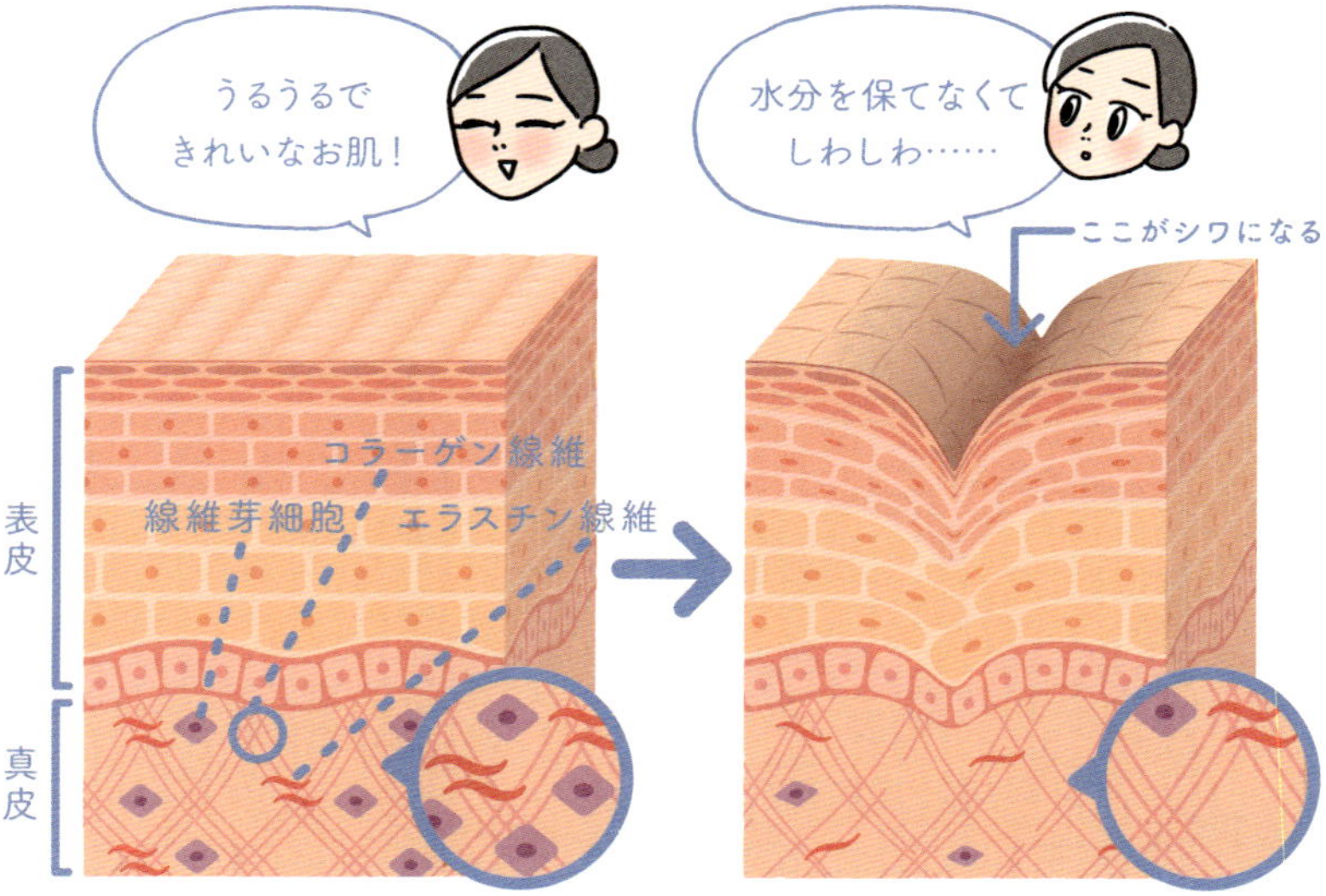


### 日焼け止めのSPFとPAって？

SPFは紫外線B波を防ぐ力を数値で表しています。素肌の場合と比べて、日焼けが起こるまでの時間をどのくらい延ばせるかの目安で、2と書いてあれば2倍です。PAは、A波の防止効果で、＋の数で3段階に表されます。

どちらも、数が多いほど肌への負担も大きくなるので、シチュエーションに合わせた強さのものを選ぶことが重要です。

### 毛は何のために生えているの？

髪の毛や体毛は、何のために生えているのでしょうか？ 頭部や性器などの大切な場所を守るクッションの役割があることはよく知られていますが、それだけではありません。

体毛には、カドミウムや鉛、水銀など、体に蓄積された有害物質を、毛を通して体外へ排出するはたらきもあるのです。

## シワ、たるみ対策は外側ではなく内側から

シワやたるみは老化にまつわる悩みの一つです。その原因は、基本的に真皮にあります。真皮の重要な要素であるコラーゲン線維はコラーゲンからできています。ほとんど伸び縮みせず、強靭な骨組みとして肌のハリを支えています。そして、エラスチンというタンパク質からなる弾性線維が、ゴムのように伸び縮みをして、皮膚にぷるんとした弾力を与えます。しかし年齢とともに、コラーゲンとエラスチンが減って肌がたるみ、弾力がなくなっていきます。

**コラーゲン、エラスチンはともにタンパク質で、皮膚に塗っても浸透しませんし、食べてもそのまま吸収されません。**そこで老化対策としては、内部から改善することが大切です。コラーゲン、エラスチンはアミノ酸を材料にビタミンの力を借りて、体内で合成されます。各種のアミノ酸やビタミン類を含んだバランスのよい食事が大切です。また、皮膚の血流をよくして、代謝を高めることも有効です。

皮膚の老化を促進させるものとして、皮膚の血流の悪さ、紫外線や喫煙などの影響があげられます。紫外線や喫煙はコラーゲンを壊し、メラニン色素を増やすので注意が必要です。

### ターンオーバーのしくみ

表皮の基底層で生まれた細胞は、形を変えながら表面に押し上げられ、アカとなって自然にはがれ落ちます。

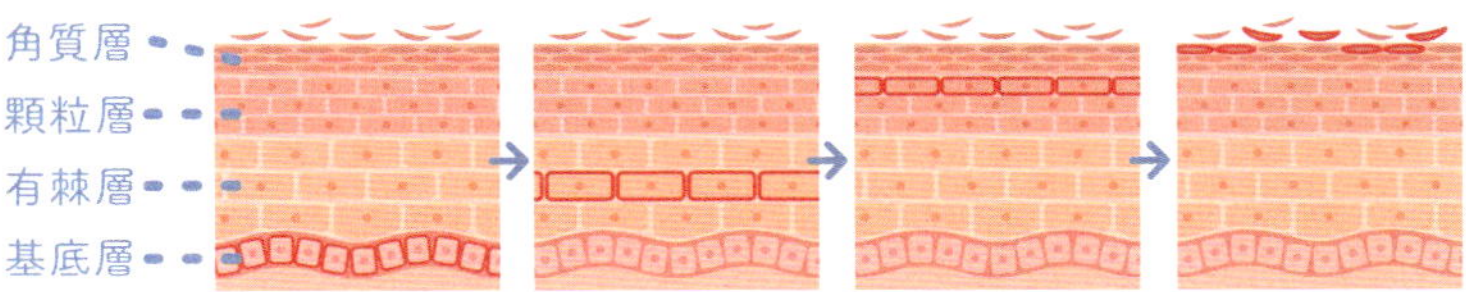

# 紫外線や、さまざまな刺激がシミを増やす原因

皮膚の色を決めるのは表皮のメラニン色素の量と、真皮を流れる血液の色です。表皮の一番下には、メラニン細胞が点在しています。太陽の光線には皮膚にとって有害な紫外線が含まれていて、メラニン色素はこの光線を遮断して皮膚を守るはたらきをしています。強い日差しを受けると保護するためにメラニン色素が多くつくり出され、色が黒くなって日焼けをします。

目のまわりにシミが多くできるのは、紫外線から目を守ろうとメラニン色素が目のまわりの皮膚に増えるからです。シミの原因は、紫外線のほかにも妊娠、ストレス、過度な洗顔や化粧などの刺激があげられます。

メラニン色素は時間が経つと分解されるか、表皮細胞とともに垢になります。このバランスが崩れてメラニン色素が沈着したものがシミです。年齢とともに、酸化した脂肪がメラニン色素とは別の黄褐色の色素を増やし、肌が黄ばんだシミをつくります。ビタミンEやCはこれらの色素が増えるのを防ぎますが、皮膚からの吸収は限られるため、食事で栄養をとって内側からきれいにしましょう。

また肌のくすみは、真皮の色と関係しています。特に目の下は皮膚が薄いため、血行が悪いと真皮の暗い血管の色が目立ちます。酸素が十分に入った血液が流れていれば、肌はきれいな色になります。

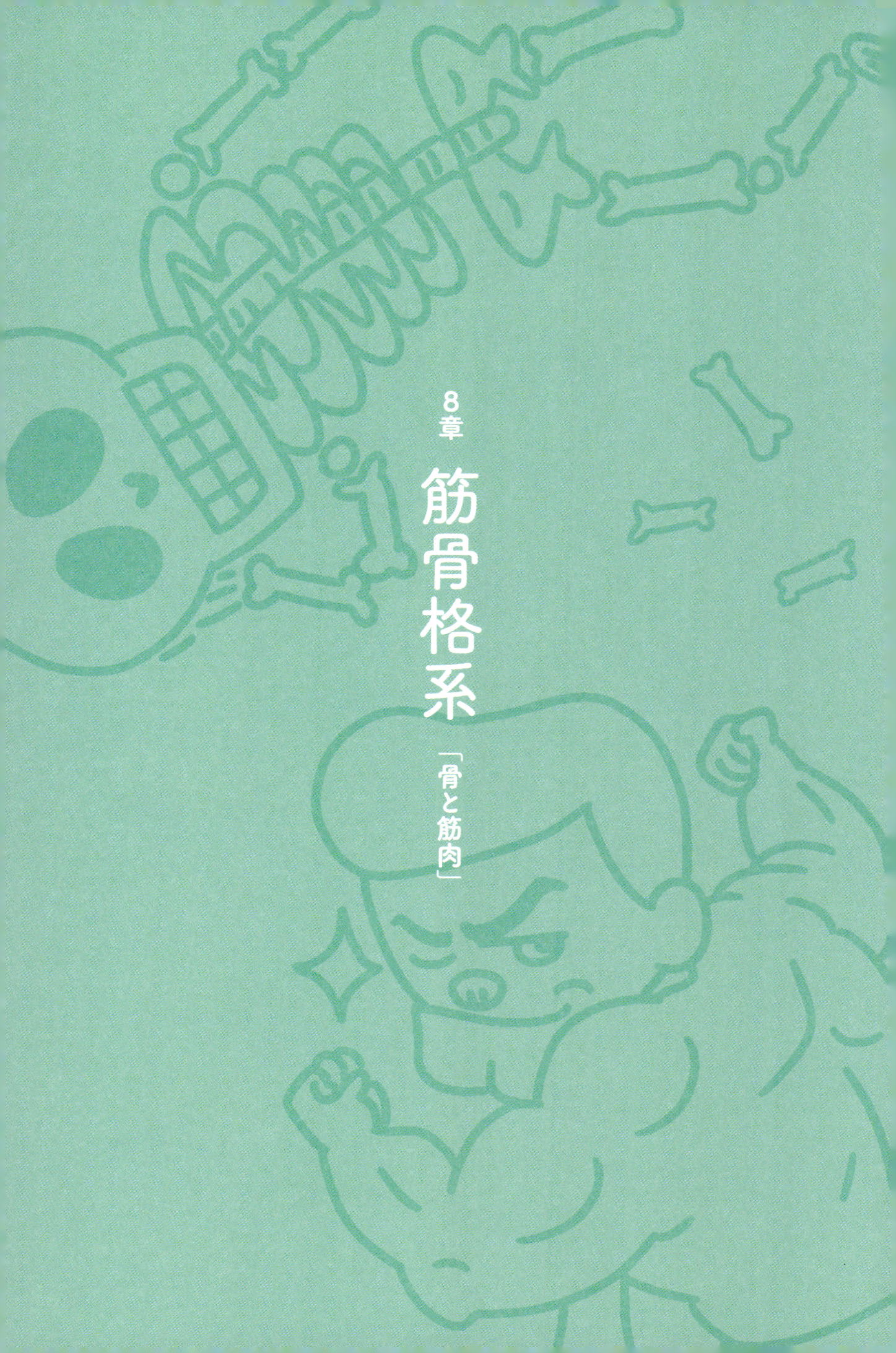

8章

# 筋骨格系

「骨と筋肉」

# 骨

## 体全体を形づくり、内臓を守りながら血液をつくる

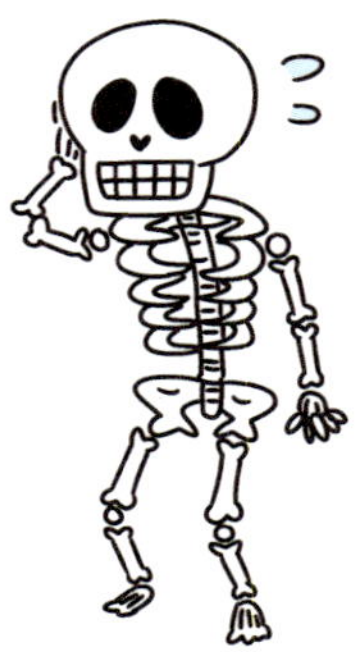

ガイコツくん

小学校の骨格標本に魂が宿ったガイコツ。子どもたちからはなぜか「鈴木さん」というあだ名で呼ばれている。

骨格とは骨組みのことであり、人間の骨格は200以上もの骨で構成されており、全身を支えています。頭蓋骨、肋骨、胸骨、脊柱、上肢骨、下肢骨などに分類され、それぞれ複数の骨で構成されています。

骨と骨は関節によってつながっています。関節とは二つか、それ以上の骨が連結した部分をいいます。関節は、肩関節、膝関節、股関節など動かすことができる可動関節を指すことが多いですが、頭蓋骨などほとんど動かせない関節もあります。骨のつながりで、動かすことができるものを可動性結合、動かすことができないものを不動性結合といいます。不動性結合には、骨結合、線維結合、軟骨結合の3種類があります。

骨には大きく4つの重要な役割があります。1つ目は、体を支えて姿勢を維持する役割です。骨以外の体の組織は柔らかいため、骨がなければ形を保つことができません。2つ目は、臓器を守る役割です。脳は頭蓋骨、心臓や肺、大血管は胸郭、膀胱や女性の子宮などは骨盤によってしっかりと保護されています。3つ目は、造血の役割です。骨の中心にはスポンジ状の組織があ

り、そこは血液をつくるもとになる赤いゼリー状の骨髄で満たされています。骨の中心にある組織は、造血だけでなく、骨の強度を上げ軽量化することにも役立っています。４つ目は、**血液中のカルシウム濃度の調整**です。カルシウムは筋肉収縮、神経伝達、細胞分裂など生命維持のために必要不可欠であり、骨吸収と骨形成の代謝によって、血中のカルシウム濃度のバランスをとっています。

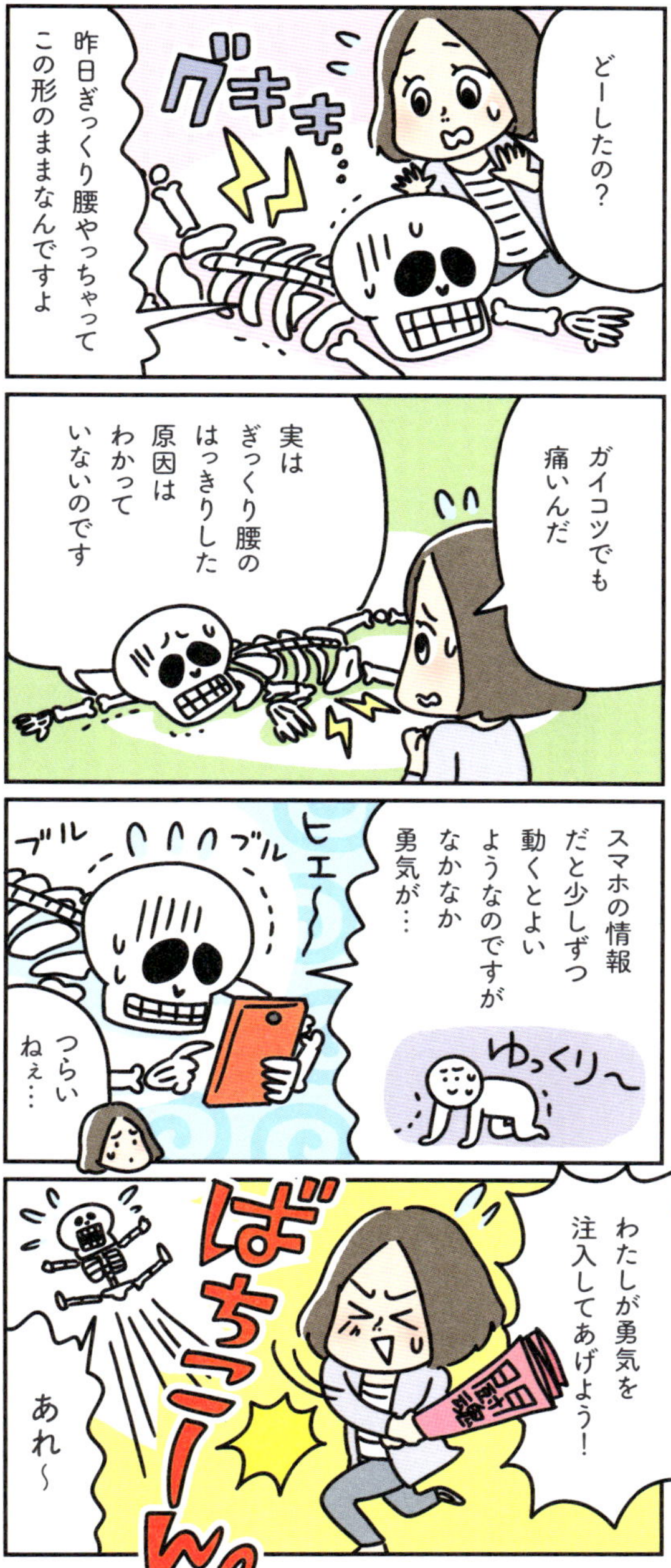

どーしたの?
グキッ…
昨日ぎっくり腰やっちゃって この形のままなんですよ
ガイコツでも痛いんだ
実はぎっくり腰のはっきりした原因はわかっていないのです
スマホの情報だと少しずつ動くとよいようなのですがなかなか勇気が…
ゆっくり〜
ヒエ〜
ブルブル
つらいねぇ…
わたしが勇気を注入してあげよう!
ばちこーんっ
あれ〜

# 運動とカルシウム摂取で骨を丈夫に

骨は体の発達に応じて成長します。骨をつくる骨芽細胞《こつがさいぼう》と骨を破壊する破骨細胞《はこつさいぼう》があり、この2種類の細胞によって絶えず新しくつくり変えられています。お母さんのおなかの中で、受精卵が発育をはじめて7週間ほど経つと、いずれ骨になる予定の軟骨芽《なんこつが》という細胞ができます。この細胞が成長を続けます。赤ちゃんが誕生したときはまだ骨がやわらかいのですが、成長とともに骨は硬くなっていきます。

骨は、力のかかる方向に強くなるように常につくり変えられています。ですから、運動することが骨を強くする基本です。また、細胞の活動や体内のさまざまな反応に関わる重要な電解質であるカルシウムが足りなくなると骨がもろくなります。食事でカルシウムをとることが必要ですが、単独ではあまり吸収率がよくありません。ビタミンDのはたらきを借りてカルシウムが小腸で吸収されやすくすることが大切です。ビタミンDは、皮膚が紫外線に当たるとコレステロールからつくられますので、適度に日差しを浴びることも必要です。

また、閉経後の女性はエストロゲンの分泌が減少するため骨が弱くなる傾向があります。骨を丈夫に保つために、適度な運動やカルシウムの摂取を心がけましょう。

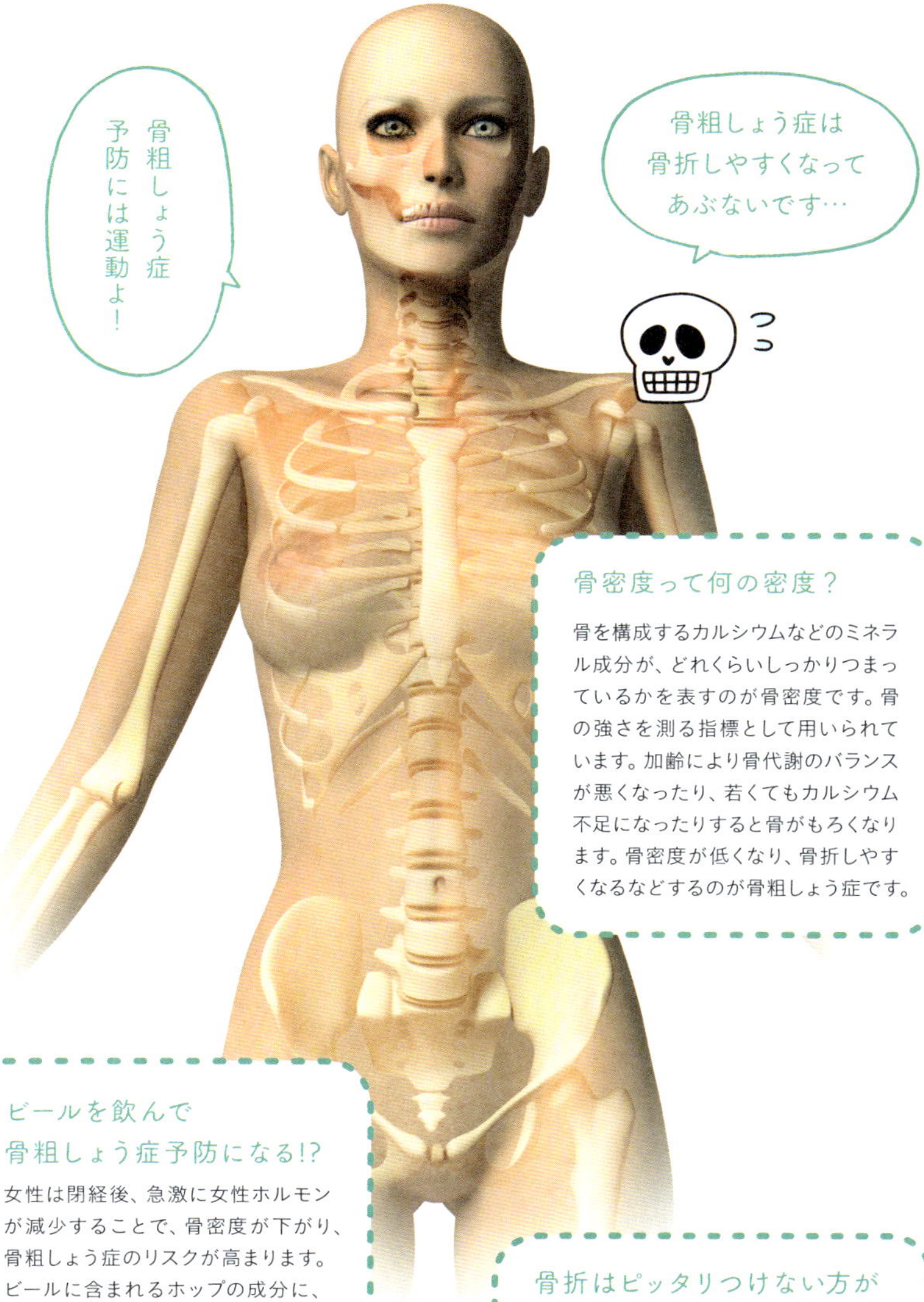
骨粗しょう症
予防には運動よ！
骨粗しょう症は
骨折しやすくなって
あぶないです…

## 骨密度って何の密度？

骨を構成するカルシウムなどのミネラル成分が、どれくらいしっかりつまっているかを表すのが骨密度です。骨の強さを測る指標として用いられています。加齢により骨代謝のバランスが悪くなったり、若くてもカルシウム不足になったりすると骨がもろくなります。骨密度が低くなり、骨折しやすくなるなどするのが骨粗しょう症です。

## ビールを飲んで骨粗しょう症予防になる!?

女性は閉経後、急激に女性ホルモンが減少することで、骨密度が下がり、骨粗しょう症のリスクが高まります。ビールに含まれるホップの成分に、骨粗しょう症リスクを減らす可能性があることが報告されています。しかし、まだ動物実験レベルなので、飲み過ぎにご注意を！

## 骨折はピッタリつけない方がよく治る

骨折した部分は、わずかに隙間をつくっておいたほうが治りが早いといわれています。隙間にかかる圧力がほどよい刺激となり、骨の再生を活発にさせるのです。

# さまざまな原因が考えられる腰痛

多くの人が腰痛に悩まされますが、その原因は一つとは限りません。ちょっとした拍子に激痛が走り、腰が動かなくなるぎっくり腰の場合でも、いくつもの原因がありえます。腰痛でまず確認したいのは、内臓や血管、がんなどによる痛みかどうかです。体を動かさなくても痛い、夜間に痛い、なかなか治らず悪化するなどの症状がある場合は、病院で診察してもらいましょう。内臓疾患の疑いがない場合でも、**腰痛の原因は筋肉・筋膜、骨、関節、神経などにさまざまあり**、それらが絡み合ったケースもあります。筋肉・筋膜に原因がある場合は、無理のない範囲で少しずつ動かします。動かすことで血行がよくなり、早めに治るといわれています。

また、腰痛は骨や関節、腰椎椎間板ヘルニアなどによる神経圧迫が原因の場合もあります。骨や関節の場合は、痛みがひどいときは安静が必要です。上下に重なる椎骨の間にはいくつかの小さな関節があり、それらの部位が損傷している場合があります。腰椎椎間板ヘルニアによる痛みは、椎間板が飛び出て脊髄神経の根元を圧迫したときに起こります。圧迫された感覚神経の部位が痛み、坐骨神経の場合は痛みは腰だけでなく下肢にも出てきます。

Check point

**椎間板ヘルニア**

脊椎の椎骨と椎骨の間にある髄核が飛び出し、神経を圧迫することで痛みを生じる病気。

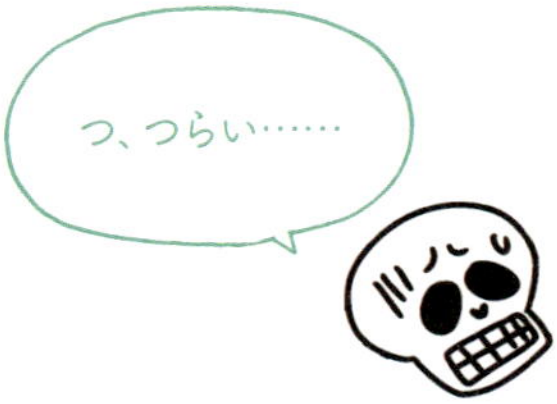

Column

# 膝の痛み

膝《しつ》関節は、体重の負担が一番大きくかかる複雑な関節です。大腿骨と脛骨《けいこつ》、膝蓋骨《しつがいこつ》の３つの骨で構成され、大腿四頭筋《だいたいしとうきん》の腱が集まって膝蓋骨とその下の脛骨に固定されています。また複雑な動きの調整と、衝撃を吸収するために、関節内部には半月板という軟骨のクッションがついています。さらに、頑丈にするために多くの靭帯で関節包の外側を補強するとともに、関節の中にも前・後十字靭帯があり、動きを保っています。膝が痛いと一言でいっても、これらのパーツがそれぞれ故障している可能性があり、膝のどこが悪いのかチェックしていく必要があります。

変形性膝関節症では、膝が腫れて痛い、膝をまっすぐに伸ばせない、動かすとポキポキと音がするといった症状があります。また、膝に水がたまることもあります。体重の増加は膝への負担が増し、変形性膝関節症になりやすいので、肥満には気をつけましょう。そして何よりも重要なのは、膝を伸ばす大腿四頭筋を鍛えることです。膝関節のまわりの筋肉を鍛えることで進行を抑えることができます。水中歩行や自転車に乗ることも膝によい運動になります。

# 筋肉

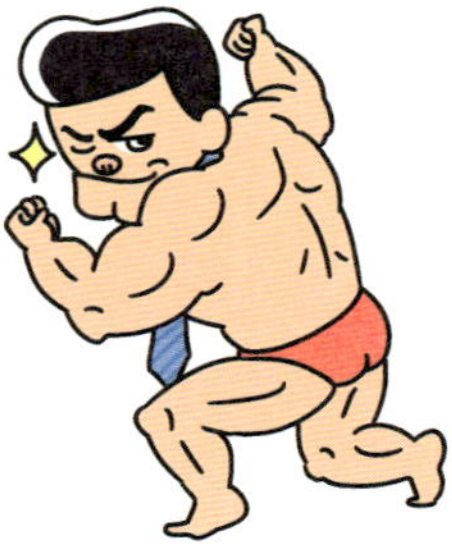

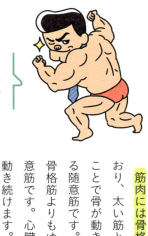

筋肉マン

筋トレマニアのサラリーマン。事あるごとにスーツを破ってしまうので、洋服代がかさむのが悩み。

## 強靭な3種類の筋肉で人体を動かす

筋肉には骨格筋、平滑筋、心筋の3種類があります。骨格筋は文字どおり骨についており、太い筋と細い筋の2種類の線維状の筋細胞が集まった筋肉です。収縮、弛緩することで骨が動き、体の運動が生み出されます。骨格筋は自分の意志で動かすことができる随意筋です。内臓などの壁をつくる平滑筋は、自律神経やホルモンによって統制され、骨格筋よりもゆっくりと持続的な収縮を行い、自分の意志で動かすことができない不随意筋です。心臓を動かす心筋も不随意筋であり、休みなく収縮運動を行うことで心臓は動き続けます。

骨格筋の内部は、ヒモ状の細いすじが束になっています。このすじを筋線維（筋細胞）といいます。この筋線維には、遅筋（赤筋）と速筋（白筋）の2種類があります。赤筋は少ないエネルギーで長時間運動が可能であり、白筋は多量のエネルギーで瞬時に収縮する瞬発力が備わっています。

筋肉の収縮は、筋細胞内のアデノシン3リン酸（ATP）という物質が分解されるときのエネルギーで行われます。ただし、筋肉中にATPは少量しかないため、使うたびにすぐに生産が必要です。その際、炭水化物（糖質）を利用しますが、これだけでなく筋肉や肝臓にあるグリコーゲンも利用します。グリコーゲンを分解する際にできる老廃物が乳酸です。乳酸が溜まると血液や組織が酸性に傾き、細胞の活動が低下するために疲労を感じます。乳酸は時間が経つと血液に運ばれて取り除かれますが、血液循環が悪い場合は疲れがとれにくくなります。血行が悪いと肩こりになるのは、溜まった乳酸が筋肉にある痛みの神経を刺激するためです。

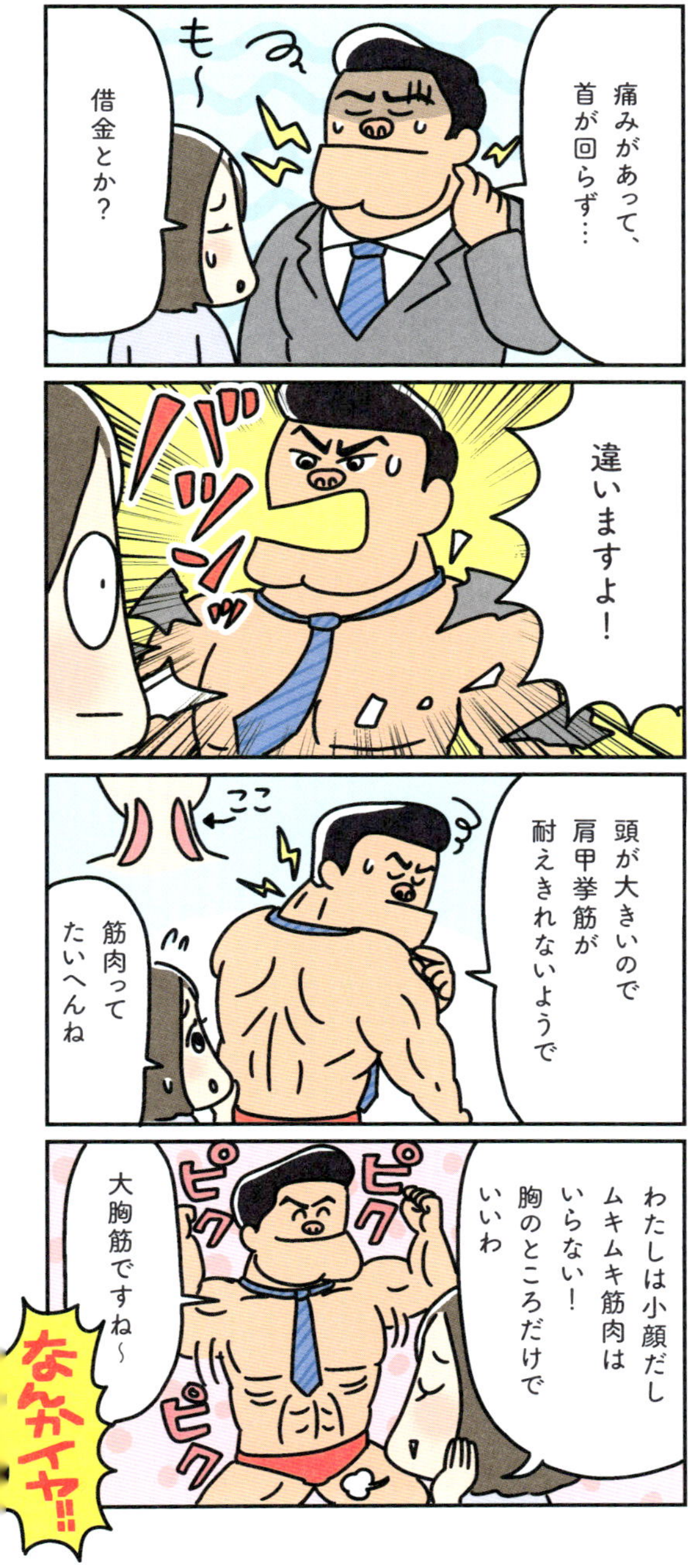

# 代表的な表層筋肉

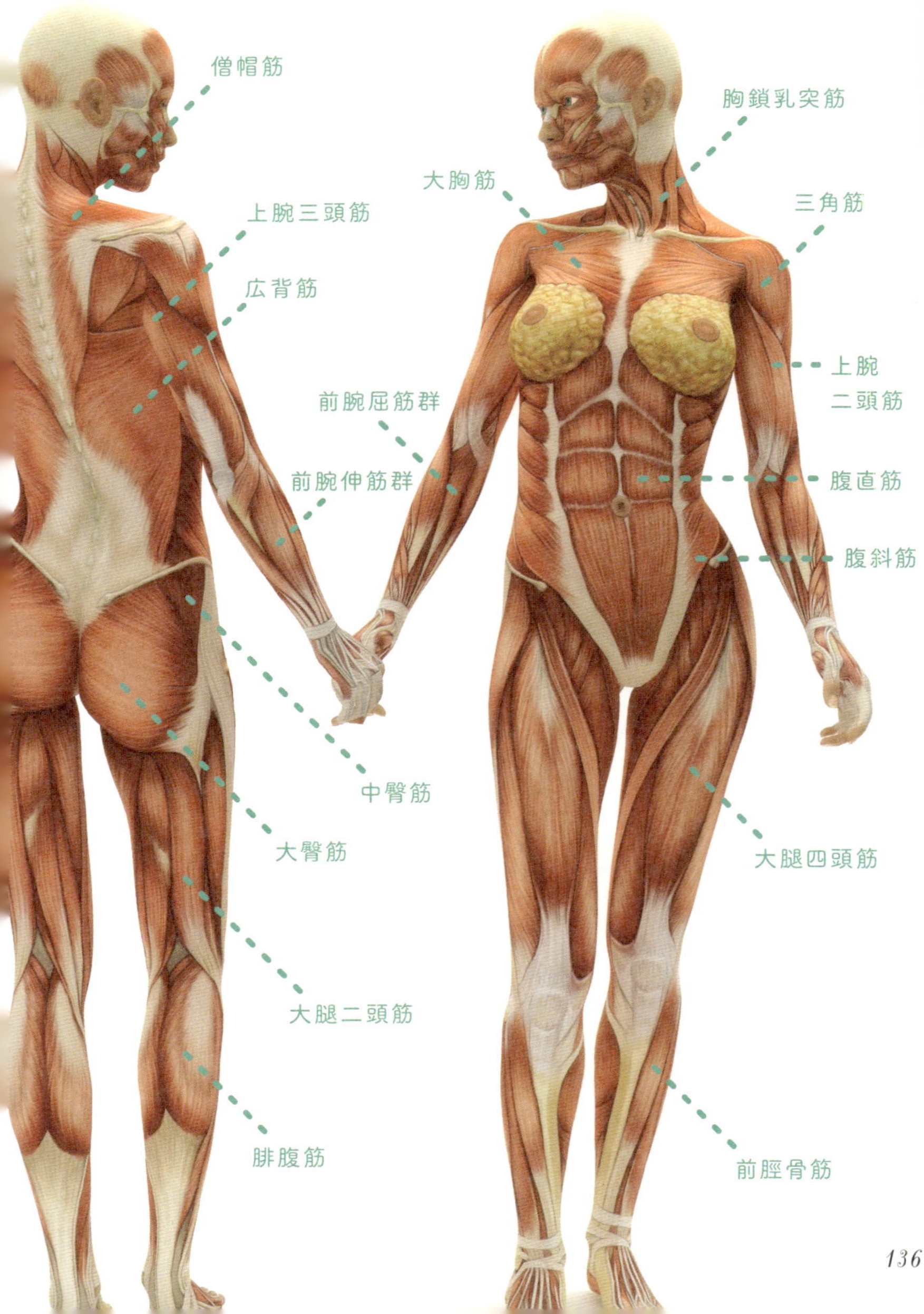
僧帽筋
上腕三頭筋
広背筋
前腕屈筋群
前腕伸筋群
中臀筋
大臀筋
大腿二頭筋
腓腹筋
胸鎖乳突筋
大胸筋
三角筋
上腕
二頭筋
腹直筋
腹斜筋
大腿四頭筋
前脛骨筋

# 形や種類が豊富な骨格筋

筋肉は、顔の表情や指先の細やかな動き、全身のダイナミックな動きをつくったりと、体のいたるところで役割を果たしています。

筋肉の一つである骨格筋は、文字どおり骨についている筋肉です。全身にわたり何層にもなっていて、その上を皮膚が覆っています。骨格筋は何度も動かして伸び縮みさせることで鍛えることができます。筋肉が強くなることで、今までよりも重いものが持てるようになったり、運動能力がアップしたり、ケガや病気をしにくい体をつくることができます。

骨格筋にはいろいろな形があり、それらが組み合わさって各部分ではたらいています。基本的な形は紡錘状筋《ぼうすいじょうきん》。筋頭が2つあるのが二頭筋、3つあるのが三頭筋です。多腹筋は筋腹が3つ以上の腱で分かれています。鋸筋《きょきん》は、筋の体の中心に近い部分がのこぎりの歯のように広がっています。

紡錘状筋は胸に広がっている大胸筋や上肢、下肢に多く見られます。多腹筋の代表的なものは腹筋を鍛えると浮き出てくる腹直筋《ふくちょくきん》です。鋸筋は、大胸筋の下あたりにある前鋸筋《ぜんきょきん》に見られます。最近では、体の表面には見えない深層の筋肉であるインナーマッスルにも注目が集まっています。

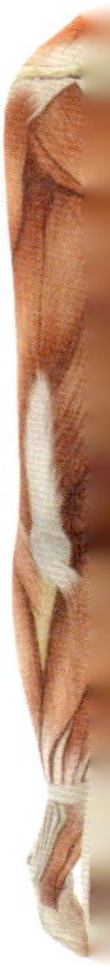

*Check point*

**アウターマッスルとインナーマッスル**

アウターマッスルとは、表層筋肉とも言われ、皮膚のすぐ下についている筋肉で、大きな力を出したり関節を動かす役割があります。インナーマッスルとは、深層筋肉といわれ、体の深い所や骨に近い部分についている筋肉で、関節の動きの微調整や姿勢の保持、バランスを取る役割があります。

# ダイエットのつもりが筋肉の減少で逆に太ることも⁉

ここ最近、話題を呼んでいる糖質制限ダイエット。ごはんやパンなどの糖質が含まれた炭水化物や、糖質の多いアルコールやお菓子などの食べ物を減らす、あるいは極力とらないようにするダイエット法です。

肥満の原因ともいえる体脂肪は、体内で中性脂肪として蓄えられ、糖質をとりすぎると中性脂肪は増えやすくなります。体脂肪は糖質と脂質が合わさったもので、糖質のとり過ぎが体脂肪につながるといえます。

糖質は最も早くエネルギーに変換される栄養素ですが、これをとらなくなると、もともと体に蓄えていた糖質を燃焼させてエネルギーを補おうとします。しかし、体に蓄えられる糖質はほんのわずか。そのため、体に蓄えていたタンパク質を分解して新たに糖をつくりだそうとします。体に蓄えられたタンパク質の多くは筋肉にあるため、筋肉が減少しやすくなってしまいます。

問題は、筋肉が減少してしまうとやせにくくなり、リバウンドのおそれがあること。筋肉は、基礎代謝量の約20％を占めているため、筋肉が減ることで基礎代謝量と消費カロリーが落ちてしまい、やせにくくなるのです。また、内臓への負担も大きくなります。タンパク質から新たに糖をつくり出す肝臓や、タンパク質がエネルギーとして使用された後に出た尿素や窒素をろ過している腎臓には負荷がかかることになります。

極端に糖質を制限したり、カロリーを控えたりするダイエットや体調に合わないダイエットは逆効果になるだけでなく、健康を損なうおそれもありますので、医師の指導のもとで行うことが大切です。

Column

# 肩こり

肩こりは首から肩にかけての筋肉が張り、筋肉が硬くなった状態です。首や肩の筋肉である僧帽筋《そうぼうきん》や棘下筋《きょくかきん》が収縮することで、そこを通る血管も収縮して血行が悪くなります。そのため、エネルギーの供給がスムーズにできない状態になります。

もともと人は、重さ約3kgもの頭を首で支えています。そのため首や肩の筋肉は緊張しやすい状態にあります。また、長時間のデスクワークなどで同じ姿勢を続けていると、肩こりが起こりやすくなります。筋肉が疲れると疲労物質である乳酸を発生させるため、本来ならば休ませて疲れを取り除く必要があります。しかし、緊張をゆるめることができずに慢性的な疲れがたまると、肩がこることになります。そのほか、精神的な緊張やストレスが血管や筋肉を収縮させることも、原因の一つになります。

体だけでなく、目を酷使すると肩がこります。テレビやパソコンなどの画面を長時間見続けたり、メガネの度数が合わない場合も目に負担がかかります。肩こりの原因が目の疲れから来ていることもよくあります。

Column

## こむら返り

こむら返りの「こむら」は漢字で「腓」と書き、ふくらはぎの意味です。こむら返りはふくらはぎにある腓腹筋《ひふくきん》にけいれんが起こる状態です。また、すねの前面の外側にある前脛骨筋《ぜんけいこつきん》という筋肉のけいれんも広い意味ではこむら返りといえます。**一般的な原因は、筋肉の疲労や冷えなど**で、そのために筋肉の酸素供給や乳酸などの疲労物質の排除が不十分になり、筋肉の突発的で異常な収縮が起こると考えられています。こむら返りの対処法は、足の指を上に引っ張れば、縮もうとするふくらはぎを伸ばすことができるので、症状や痛みが軽減されます。また、前脛骨筋の場合は、ひざの下の脛骨《けいこつ》の外側の筋肉にある圧痛点を強く押します。

## 表情筋と咀嚼筋

表情筋は顔の鼻や口などを動かすのが本来のはたらきですが、細かい筋肉が連携してさまざまな表情をつくることができるので、このように呼ばれています。例えば、目をぎゅっと閉じたり、口の端を引き上げてうれしい表情をつくることもできます。表情筋はすべて顔面神経の支配下にあります。また、顔には表情筋のほかに、骨を動かす咀嚼筋《そしゃくきん》もあります。これは下顎骨《かがくこつ》に付着しており、かむときにあごを動かします。**顔の筋肉には表情筋と咀嚼筋がある**ことを覚えておきましょう。

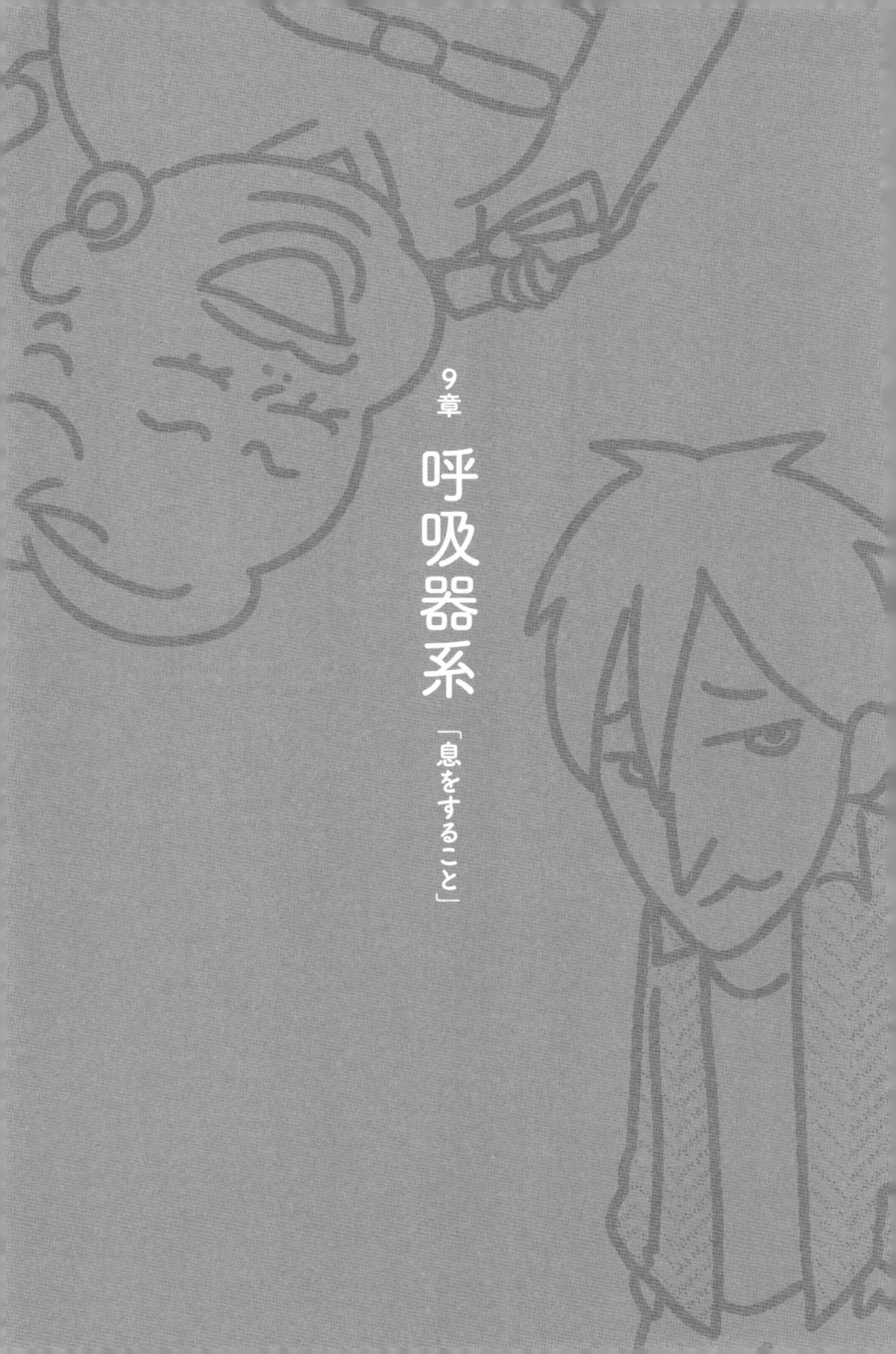

9章

# 呼吸器系

「息をすること」

# "息を吸い、息を吐く"呼吸をするしくみ

人は常に息をしており、息をすることを呼吸といいます。"呼"は息を吐くことを示し、その息を呼息《こそく》といいます。"吸"は息を吸うことを意味し、その息を吸息《きゅうそく》といいます。つまり呼吸は、呼息と吸息がペアになった状態です。

息を吸う目的は、体内に空気の中の酸素を取り入れるためです。これは体の細胞が活動するためにエネルギーを得る必要があるからです。また、息を吐くのは二酸化炭素を出すためです。これは体内に、二酸化炭素が蓄積すると悪影響を及ぼすからです。

安静にしているとき、成人で1分間に15～20回ほどのペースで呼吸をしています。1回の呼吸で吸う空気の量は約400～500㎖、コップ2杯分ほどです。

空気は、外鼻孔（鼻の穴）から入って鼻腔、咽頭、喉頭を通り、気管に入ります。気管は、左右の気管支に分かれ、肺につながっています。気管支の末端には、肺胞と呼ばれるぶどうのような袋がたくさんあり、毛細血管が張りめぐらされています。ここで酸素と二酸化炭素の入れ替えをしています。空気の通り道では、肺に汚れた空気が入らないように、鼻では鼻毛が鼻腔への異物の侵入を防ぎ、気管や気管支では、壁から粘液を出して汚れを吸着。さらに壁の線毛が汚れを咽頭の方へ運んで、痰として出すなどしています。

呼吸で出し入れされる酸素と二酸化炭素は、通常は気体で存在します。しかし、この二つを体の中では血

液を使って運んでいます。気体を液体で運ぶには工夫が必要です。そのときに活躍するのが、赤血球のヘモグロビンと呼ばれるタンパク質です。ヘモグロビンは酸素や二酸化炭素と結合したり、放出したりする特徴を持っています。ヘモグロビンには、鉄を含む色素が入っていて、酸素と結合すると赤く、二酸化炭素と結合すると紫色に変わります。動脈が赤く、静脈が赤黒っぽく見えるのは、ヘモグロビンの色によるものです。

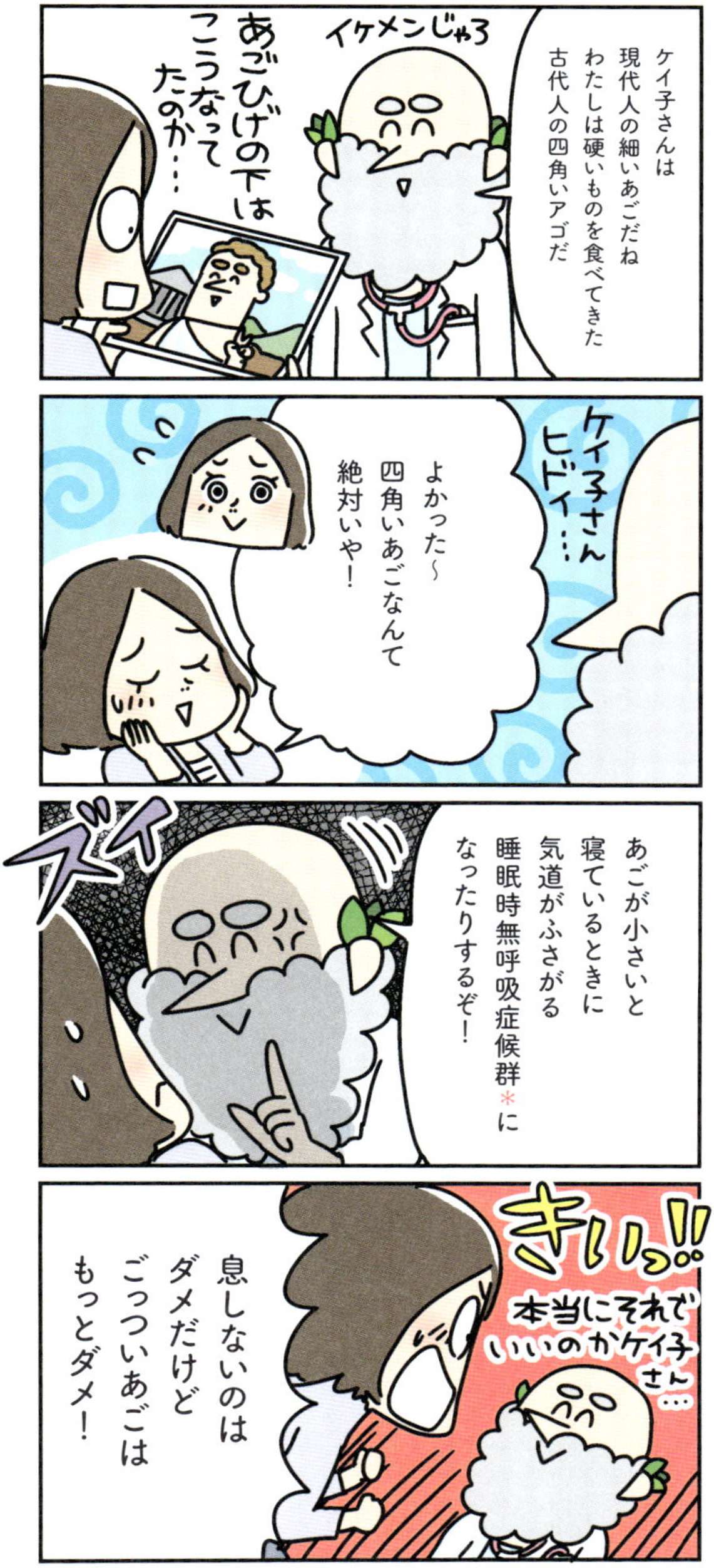
ケイ子さんは
現代人の細いあごだね
わたしは硬いものを食べてきた
古代人の四角いアゴだ
イケメンじゃろ
あごひげの下は
こうなってたのか…
ケイ子さん
ヒドイ…
よかった〜
四角いあごなんて
絶対いや！
ズイ
あごが小さいと
寝ているときに
気道がふさがる
睡眠時無呼吸症候群＊に
なったりするぞ！
きいっ!!
本当にそれで
いいのかケイ子
さん…
息しないのは
ダメだけど
ごっついあごは
もっとダメ！

＊あごが小さい人、細い人は空気の通り道が塞がりやすく、睡眠時無呼吸症候群（106ページ参照）になりやすいともいわれている。

# 肺

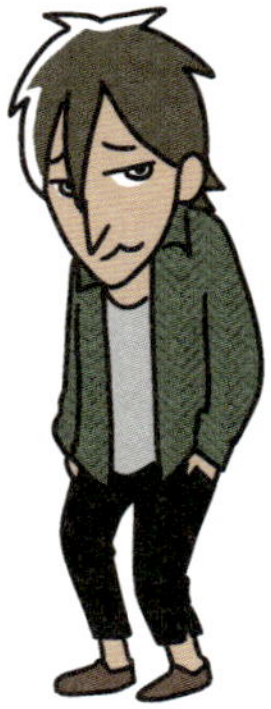

肺双

バンドのボーカルで、声量アップのための禁煙に成功。ステージに立つと別人のように変わり、女性ファンを魅了する。

## 空気を取り込み、酸素と二酸化炭素のガス交換の場

肺は脊椎、肋骨、胸骨に囲まれた胸郭の中にあり、横隔膜の上に位置しています。右肺と左肺に分かれ、右肺は上葉、中葉、下葉の3つの部分に分かれているのに対し、左肺は上葉と下葉のみです。左肺の近くに心臓があるため、右肺に比べて左肺のサイズは若干小さめです。

肺の主な役割は、気管を通じて空気を取り込み、心臓から送られてくる血液に酸素を渡し、引き換えに二酸化炭素を受け取って体外に排出することです。酸素と二酸化炭素の交換が行われるのは、気管支の末端部分につながっている肺胞です。

肺自体には筋肉がありません。肺は自分で収縮することはなく、まわりの骨格筋や横隔膜などの筋肉の収縮によって胸郭が伸び縮みして、その胸郭に添って肺が動くことで空気が送られます。胸式呼吸と腹式呼吸では、動かす部分の筋肉が変わることによって呼吸法にも違いが出てきます。胸式呼吸は肋骨と肋骨の間にある肋間筋を使い、主にふだんの生活や激しい運動をした直後などに行われてい

ます。これに対して、腹式呼吸は横隔膜を使います。息を吸うときは、横隔膜が収縮し、胸部が広がります。一方、息を吐くときは、横隔膜が弛緩し、胸部が狭くなります。

老化によって筋力が低下すると横隔膜や肋間筋のはたらきも低下し、呼吸がスムーズにできなくなることがあります。

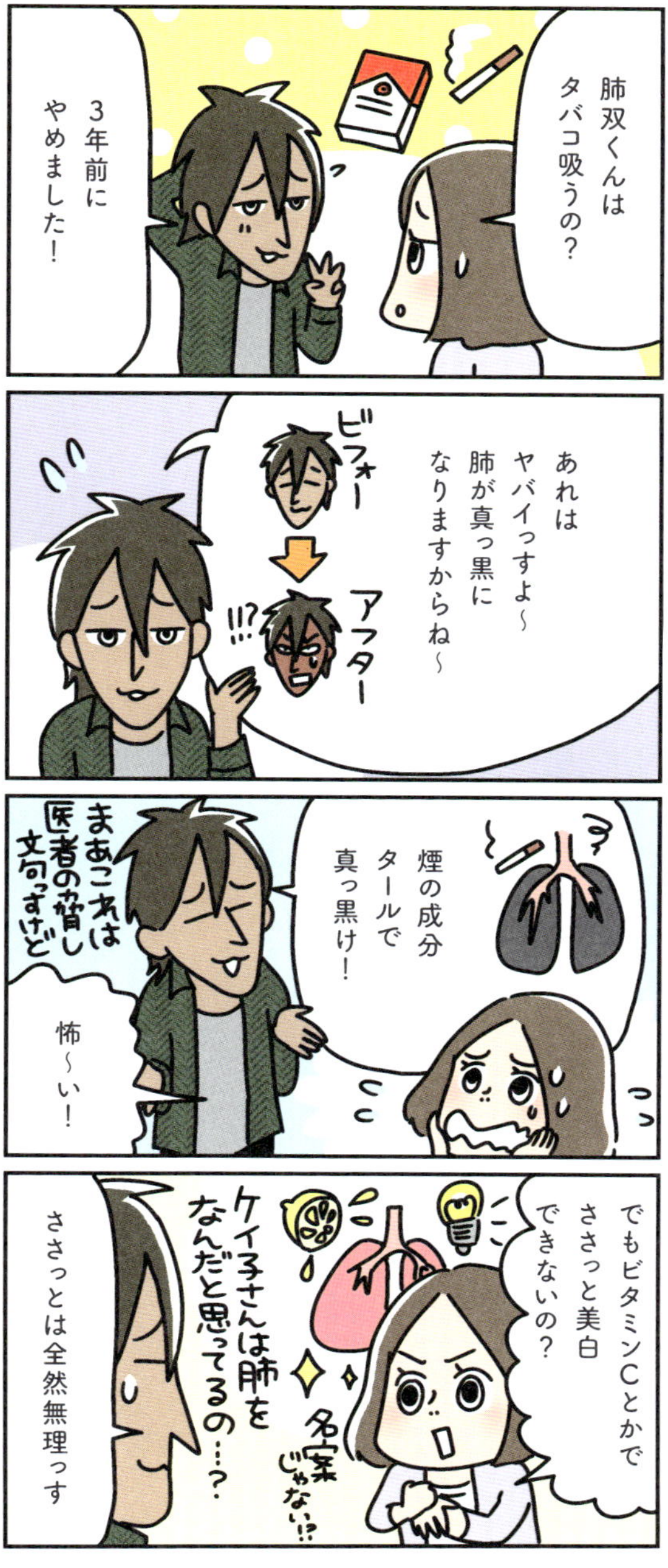

肺双くんはタバコ吸うの？
3年前にやめました！
あれはヤバイっすよ〜肺が真っ黒になりますからね〜
ビフォー
アフター
!!?
煙の成分タールで真っ黒け！
まあこれは医者の脅し文句っすけど
怖〜い！
でもビタミンCとかでささっと美白できないの？
名案じゃない!?
ケイ子さんは肺をなんだと思ってるの…？
ささっとは全然無理っす

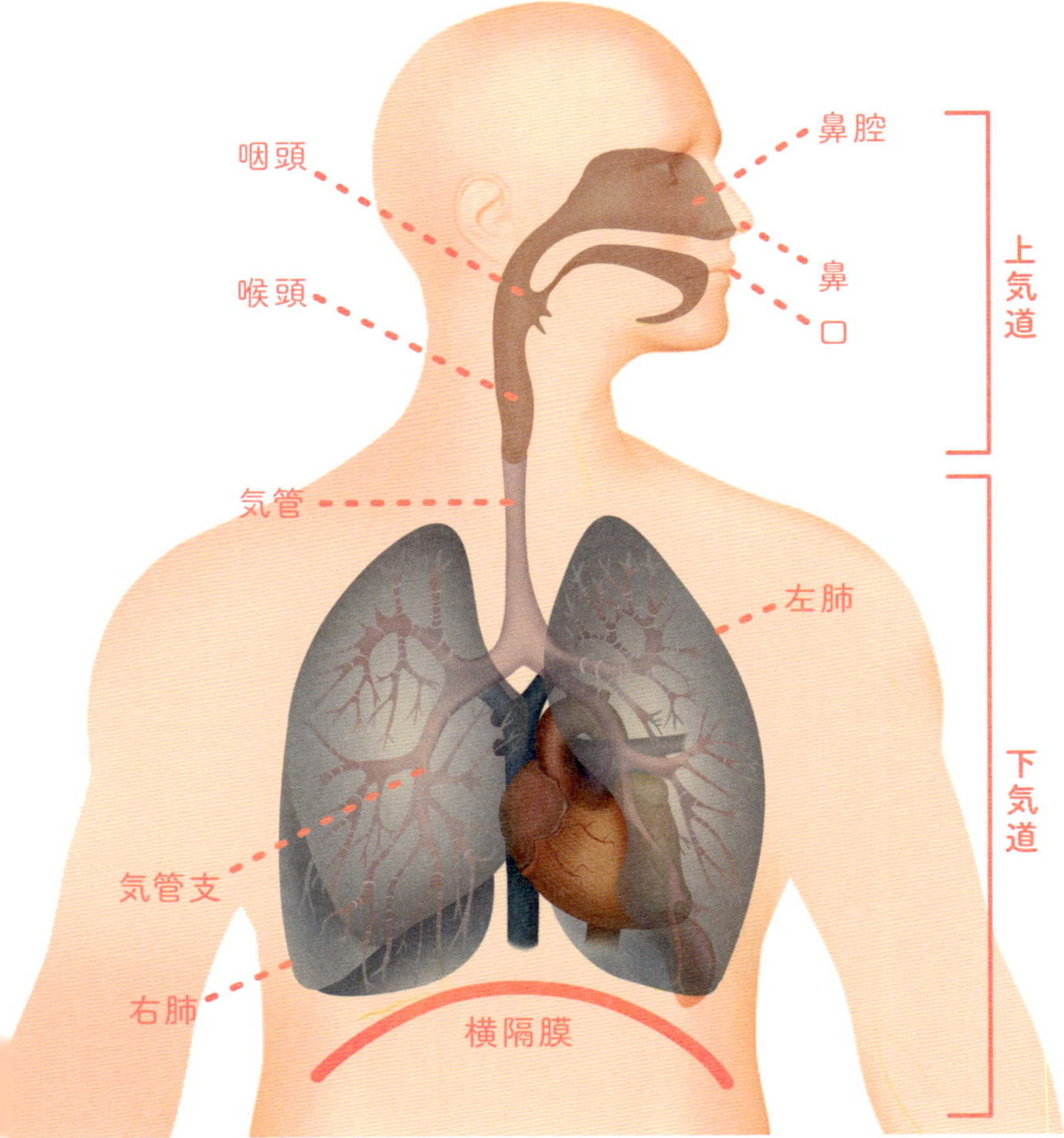


タバコで肺が黒くなるってホント？

よく、タバコの有害性を表すために、ピンクのきれいな肺と、真っ黒に汚れた肺が比較されますが、実際には、肺が黒くなることとタバコの関係は、はっきりとわかっていないようです。タバコに限らず、自動車の排気ガスや工場の煙などを吸い込むことでも、肺が黒くなるといわれています。非喫煙者でも、年を重ねるにつれ、ある程度は肺が黒くなることがあるようです。

# 呼吸にまつわるトラブル対処法

緊張や興奮でハアハアと息が荒くなり、手足など体がしびれたり、ひどいときには倒れてエビ反りの状態になることがあります。これは過換気症候群といいます。あまりにも多く息を吐くことで血液中の二酸化炭素が減りすぎてしまい、正常なときは弱アルカリ性の血液がアルカリ性に傾くアルカローシスという状態になってしまうからです。以前は紙袋などを口にあてて吐いた空気を吸うペーパーバッグ法などが行われましたが、かえって二酸化炭素が多すぎてリスクもあるため、現在は推奨されません。呼吸を落ち着かせ、ゆっくりと深呼吸をくり返すと、症状は次第に落ちつきます。

呼吸困難を起こす病気にぜんそくもあります。ぜんそくでは気管支が一時的に狭くなり、息が吐きにくくなります。寝ていてぜんそくの発作を起こした場合は、すぐに上半身を起こし、横隔膜を下げやすくして腹式呼吸を楽にします。また、口をすぼめてゆっくりと息を吐く、口すぼめ呼吸をすると新鮮な空気をとり入れやすくなります。

しゃっくりは、横隔膜や呼吸に関係している筋がけいれんして起こります。そのメカニズムははっきりしていませんが、胃が膨れ上がったり、胃拡張により横隔膜が刺激されたり、横隔膜の運動を支配する横隔神経が刺激されたときに起こります。けいれんは十数秒間隔で起こります。しゃっくりを止めるには、深呼吸を繰り返したり、冷たい水を数回に分けて飲み込む、背中をたたくなどの方法があります。

# のど
## 通り道をスムーズに切り替え、食物と空気を振り分ける

一般的に、のどと呼ぶ部分は鼻の奥から気管の入口にあたる咽頭と喉頭の二つの部分のことです。咽頭は空気や食物の通り道であり、喉頭はのどぼとけにあたる部分です。

咽頭は上咽頭、中咽頭、下咽頭の3つに分かれています。上咽頭は鼻のつきあたりの部分で、吸った空気は上咽頭を通って喉頭や気管へと送られます。中咽頭は口腔の奥の部分で、空気と食物の両方の通り道になっています。そのほか、食物を飲み込む動きである嚥下《えんげ》や、話すときに発音を助ける役割も果たしています。中咽頭には、上あごの奥にある軟口蓋《なんこうがい》という筋肉でできた部分があります。呼吸をするときには弛緩して気道を確保し、食物を飲み込むときは鼻へ食物が逆流しないように、のどの後ろをふさぎます。これと似たはたらきをするのが、喉頭の上方部にある喉頭蓋《こうとうがい》です。食物が通るときは気管の入口をふさぎ、呼吸時には上にあがって気道を確保します。下咽頭は気管や食道につながる部分で喉頭のすぐ裏側にあり、食物を食道へと送ります。

喉頭は気管への入口の部分で、声帯も存在します。声帯は咽頭の左右の壁から張り出した2枚のヒダで、呼

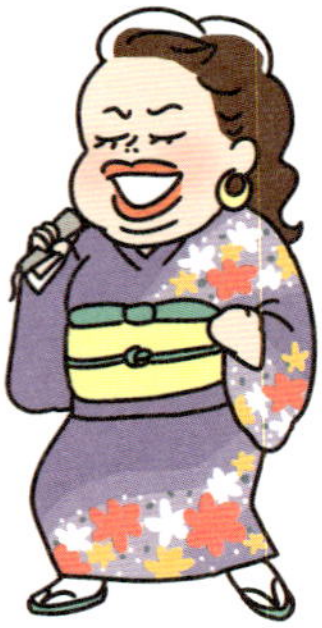

のど美

演歌界の大御所。現在は一線から退き、たまのコンサートのほか、カラオケレッスンも行っている。

吸をしているときは声帯の間が開き、声を出すときは閉じるしくみになっています。咽頭の粘膜は、せき反射が発達しており、異物が侵入するとせき込んで異物を排除しようとします。

また、のどには外部からの**細菌に対する防御機能がある扁桃**があります。扁桃はリンパ組織が集まったものです。特に子どものころは細菌が侵入すると扁桃が炎症を起こしやすく、それが刺激となってその細菌に適した抗体をつくって全身に放出します。

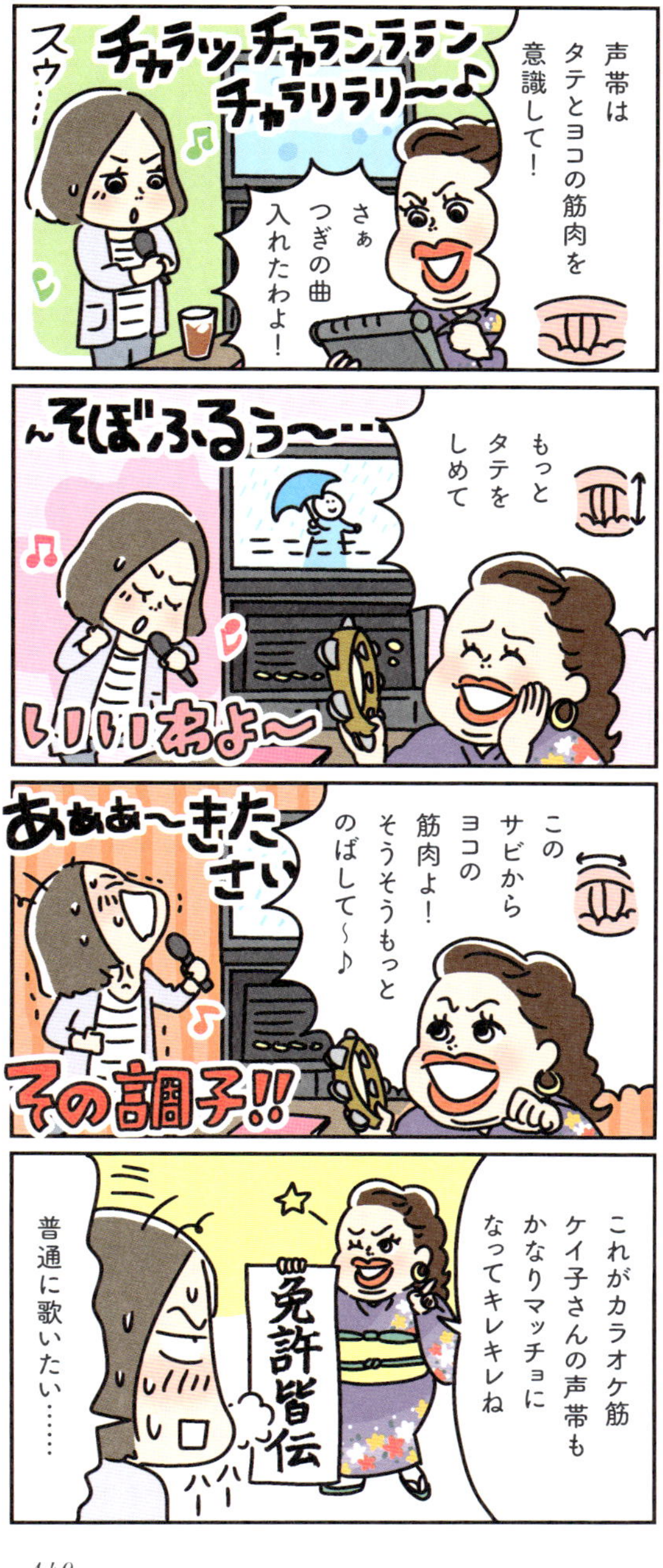

声帯は
タテとヨコの筋肉を
意識して！
さぁ
つぎの曲
入れたわよ！
チカラッチャランラララン
チャラリラリ〜♪
スウ…
もっと
タテを
しめて
んそぼふるぅ〜…
いいわよ〜
この
サビから
ヨコの
筋肉よ！
そうそうもっと
のばして〜♪
あぁぁ〜きたさい
その調子!!
これがカラオケ筋
ケイ子さんの声帯も
かなりマッチョに
なってキレキレね
免許皆伝
普通に歌いたい……

# 筋肉の緊張がゆるんで震えて出るいびき

いびきは睡眠中や意識がなくなったときに、上あごの奥のやわらかい部分である軟口蓋の筋肉の緊張がゆるんで、呼吸のたびに軟口蓋が震えて出る音です。軟口蓋は、起きているときは食道と気管の切り替えで緊張していますが、睡眠中は筋肉の緊張がゆるんでいます。いびきは、程度の差はあっても、誰にでも起こりうるものです。また、のどの奥の口蓋垂も疲れて眠るとゆるんで、のどの奥に落ち込んでしまいます。そのため空気の通路が狭くなり、震えていびきとなることがあります。口を開けて眠っていると狭い通路にたくさんの空気が流れてきて、振動も激しくなり、いびきも大きくなります。

いびきをかきやすいのは、太った人や軟口蓋の大きい人、顎が小さい人、鼻閉などで口呼吸になってしまう人などです。これは呼吸の際、空気の通りが悪くなるためです。高さのある枕だったり、枕の位置が悪いと空気の通路はさらに狭くなります。そこで、低い枕にしたり、横向きに寝ると通路が広がり、呼吸が楽になって軟口蓋の震えが小さくなります。いびきが軽い場合は、生活習慣や食事を見直し、体重を減らしたり、規則正しい生活をすることで改善につながります。

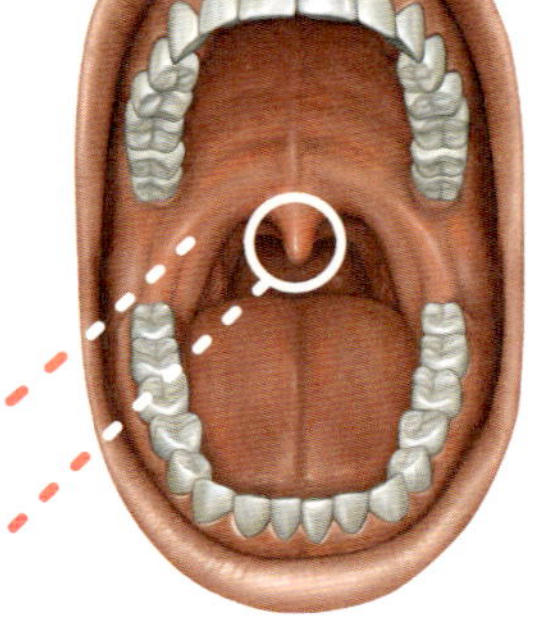

Column

# 歌は練習するとうまくなる？

音痴の原因は、大きく二つあるといわれています。一つは、耳が原因の音痴。これは、音程を正しく把握できず、それによって正しい音を出せないというもの。もう一つは、のどが問題の音痴。音程は正しく聞き取れているのにも関わらず、のどをうまく使えず、正しい音程を出せない、というものです。

後者の場合は、たくさん歌って、のどの筋肉を鍛えることで上手に歌えるようになるかもしれません。

声帯には、前後から斜めに交差する筋肉線維が走っています。この筋肉は、通常の会話ではほとんど使われませんが、音程の高さをコントロールするときにはたらくので、たくさん使って鍛えるほど、思ったとおりの音程を出しやすくなります。

# 用語解説

## ATP
アデノシン三リン酸の略称で、エネルギーとして体内のさまざまな化学反応に関わっている。

## B細胞
白血球であるリンパ球の一種。T細胞とともに免疫反応に関わり、抗体を産生する形質細胞へと分化する。

## DNA
デオキシリボ核酸の略称で、細胞に正常な活動をさせ、人間が生命を営むうえで必要なあらゆる情報が組み込まれている。

## NK細胞
ナチュラルキラー細胞といい、白血球であるリンパ球の一種。血中をパトロールしながら、ウイルスや細菌などの異物を発見すると直接攻撃し、感染を防ぐはたらきがある。名前が似ているNKT細胞は、T細胞とNK細胞の両方の特徴を持つリンパ球の一種。

## T細胞
白血球であるリンパ球の一種。機能によって4種類に分けられ、B細胞の抗体産生を助けるヘルパーT細胞、これを抑制するサプレッサーT細胞、アレルギー反応を誘発するエフェクターT細胞、標的を直接破壊するキラーT細胞がある。

## アドレナリン
「闘争か逃走のホルモン」と呼ばれ、動物が敵から身を守ったり、獲物を捕食したりといった、ストレスに直面した状況で全身の器官にはたらきかける。心拍数の増加、消化器運動の低下、瞳孔の拡大、痛覚の麻痺などの反応を引き起こす。

## アミノ酸
体の材料となるタンパク質を構成する物質。

## インターフェロン
ウイルスの宿主となった細胞に直接ウイルス抵抗性を与え、ウイルスの増殖を抑制する。

## ウェルシュ菌
人の腸内に存在する代表的な細菌の一種で、河川、土壌中など、自然界にも広く分布している。くさい放屁の原因ともいわれ、食中毒の原因になることもある。

## 活性型ビタミンD
体内のカルシウムバランスを維持し、骨の石灰化を促すはたらきがある。腎臓機能が低下すると、活性型ビタミンDの産生が低下し、骨がもろくなり、骨折しやすくなる。

## 感覚細胞
感覚器にあり、特定の刺激を受容する細胞のこと。

## 感覚神経
体や内臓の動きや感覚を伝える神経の総称。

## 嗅細胞
嗅覚の受容器で、鼻腔上部から5㎝ほどの位置にある嗅粘膜に分布している。

## 巨核細胞
骨髄の中に存在する最も大きい造血系細胞。一つの細胞から数千個の血小板が生成される。

## グリコーゲン
動物デンプンとも呼ばれ、余ったブドウ糖を体内に溜めておくために合成され、エネルギーとして使うときは再びブドウ糖に分解される。

## 形質細胞
B細胞が分化した細胞のこと。抗体を出して細菌やウイルスを攻撃する。

**交感神経**
自律神経の一つで、ストレス時や興奮したときに優位になる。「闘争と逃走の神経」とも呼ばれ、全身の活動を高める働きをする。

**抗原**
免疫反応を引き起こさせる物質の総称。細菌やウイルス、花粉やダニなどのアレルゲンが抗原となる。

**好酸球**
白血球の一種で、好中球よりやや大きく、アレルギーや寄生虫感染があるときの制御を行う。

**甲状腺**
首の下にある内分泌器官。体の代謝を活発にさせる甲状腺ホルモンと、血中のカルシウム濃度を調節するカルシトニンなどのホルモンを分泌している。

**抗体**
特定の抗原に結合し、その異物を体内から除去する分子のこと。

**好中球**
白血球の一種で、体内に侵入してきた細菌や真菌類を飲み込むことで殺菌し、感染を防ぐはたらきがある。

**コラーゲン線維**
タンパク質であるコラーゲン分子が集まり、線維状になったもの。肌や骨を支え、弾力を持たせる働きがある。

**コレステロール**
細胞膜やホルモンの材料となり、さまざまな生命活動に関わる重要な物質。食べ物からとり過ぎた分は、胆汁に混じって排泄される。

**サイトカイン**
免疫細胞から分泌され、他の免疫細胞に情報伝達を行う。

**坐骨神経**
脚のつけ根あたりから、つま先まで伸びている長い神経。

**視床下部**
間脳の一部。自律神経の調整を行う中枢で、生命維持に最も重要な機能を持つ。全身のホルモン分泌を総合的に調節し、ホルモンの分泌も行う。

**樹状細胞**
抗原である細菌やウイルスなどの情報を取り込み、他の免疫細胞に伝えて、攻撃や抗体の産生を促す細胞。

**初潮**
思春期に始まる、初めての月経のこと。

**自律神経**
内臓、内分泌腺、外分泌腺、血管など、生命維持に関与する器官を制御する神経で、自分の意志でコントロールすることはできない。例えば心拍、呼吸、血圧、体温などは自律神経によって調節されている。

**腎炎**
腎臓に炎症が起こり、尿量減少、むくみ、血尿、たんぱく尿などの症状が出る。急性と慢性に分けられ、急性は溶連菌の感染によるものが多い。

**神経伝達物質**
脳の神経細胞がつくり出す化学物質のこと。神経細胞を興奮させたり、抑制させたりすることで、脳の活動を調整している。

**腎不全**
腎臓のはたらきが正常時の30％以下になっている状態。免疫系の異常や高血圧、糖尿病などが原因となる。

**ステロイドホルモン**
コレステロールからつくられるホルモン。合成されて治療薬として使われることもある。

**性腺**
生殖腺ともいい、男性では精巣、女性では卵巣がこれにあたる。

### 精通
思春期において、初めて射精すること。

### 脊髄神経
末梢神経のうち、脊髄から出ているもの。

### 仙髄
脊髄から直接出ている神経の一つ。脊椎の下部にある仙骨の部位から出ている。

### 体性知覚野
脳のうち、皮膚や骨格筋などからの感覚を知覚する場所のこと。

### 大腸菌
人の腸内に存在する代表的な細菌の一種。大腸菌にも細かい分類があり、ほとんどは無害だが、いくつかは重い中毒の原因となることがある。集団食中毒の原因となるO157は、病原性大腸菌の一つ。

### 大脳皮質
神経細胞が数層に並んでいて、感覚や運動、精神活動の中枢を担う部位。

### 胆汁酸
肝臓でコレステロールから合成される。食べ物に含まれる脂質を分解し、吸収を助けるはたらきがある。

### タンパク質
アミノ酸という高分子化合物からできており、生物細胞の多くを構成する物質。タンパク質をつくるために利用されるアミノ酸は20種類。

### 腸球菌
腸内の常在菌のうち、球形のもののこと。通常であれば害はないが、免疫力が低下したときなどに敗血症などを起こす可能性がある。

### 腸内フローラ
腸内細菌叢ともいう。腸内の壁面に、さまざまな細菌が種類ごとにまとまってびっしりと生息している様子が、植物が種類ごとに群生する花畑（フローラ）のようであることが名前の由来。

### 電解質
水に溶けると陽イオンと陰イオンに電離する物質のこと。細胞の浸透圧を調節したり、神経細胞や筋肉細胞のはたらきに関わっている。

### 糖質
炭水化物から食物繊維を除いたもの。体の主なエネルギー源となり、ごはん、パン、麺などの主食類、いも、砂糖、はちみつ、菓子などに多く含まれる。

### 透析療法
低下した腎臓機能の代わりに、人工的に血液の浄化を行う治療のこと。

### 糖尿病
血糖値を下げるインスリンが十分にはたらかず、血中のブドウ糖が増えてしまう病気。高血糖状態が続くと血管が傷つき、心臓病や失明、腎不全などのさまざまな合併症につながる。

### 突発性難聴
突然難聴になり、かつ原因不明のものを指す。時間をかけて徐々に難聴が進むものや、突発的でも原因がわかっているものは含まれない。

### 二次性徴
男性では精巣が、女性では卵巣が発達してそれぞれの性ホルモンが分泌され、生殖能力を持つようになる。

### 乳酸菌
糖質を代謝し、乳酸を生成する細菌類の総称。腸内を酸性に傾けることで腐敗物の産生を妨げるはたらきがある。

### 認知症：アルツハイマー型
脳が萎縮していくことで起こる認知症。認知症の60〜70％を占める。

## 認知症：レビー小体型

レビー小体という神経細胞に異常なタンパク質が溜まることで起こる認知症。認知症の約20％を占め、特に男性の発症率が高いとされている。

## 認知症：前頭側頭型

脳の前頭葉と側頭葉が萎縮していくことで起こる認知症。他の認知症とは違い、指定難病に認定されている。物忘れはあまり見られず、人格の変化や非常識な行動が目立つ。

## 認知症：脳血管性認知症

くも膜下出血や脳の血管の病気によって、脳の血管がつまることで起こる認知症。動脈硬化や高血圧、糖尿病などの生活習慣が原因といわれている。

## ノルアドレナリン

副腎髄質や交感神経末端から分泌される。アドレナリンと同じような作用で、血管の収縮を引き起こし、血圧を上昇させる。

## パーフォリン

NK細胞などに含まれる物質。標的細胞の細胞膜に穴をあける。

## 排卵

卵子が卵巣から放出されること。

## 破骨細胞

骨を溶かし、血中カルシウム濃度の調整に関わる。

## ビリルビン

寿命を終えた赤血球のヘモグロビンが、肝臓で代謝されてできた物質。黄色い色素だが、体外に出て空気に触れると緑色に見える。排泄物が茶色や黄色なのはこの物質による。

## 副交感神経

自律神経の一つで、交感神経と反対のはたらきをする。リラックス時に優位になり、エネルギーを蓄え、消化、吸収、排泄を促す。

## 副腎

腎臓の上にある器官で、外側にある副腎皮質と内側にある副腎髄質に分けられる。

副腎皮質は、血糖値の上昇や抗炎症作用、抗ストレス作用などに関わるステロイドホルモンを分泌する。

副腎髄質は、心拍数を上げたり、血糖値を上げたりするアドレナリンや、血管を収縮させて、血圧を上昇させるノルアドレナリンを分泌する。

## ブドウ糖

グルコースとも呼ばれる。血糖として血液中を循環し、細胞のエネルギー源として使われる。

## 弁

血管の内膜が特殊化したもの。心臓に向かう血流は通すが、逆流はしないようについている。

## マクロファージ

白血球の一種で、体内をアメーバのように移動し、死んだ細胞や細菌などの異物を食べて消化し、掃除屋のようなはたらきをする。

## メラニン色素

黒褐色の色素で、皮膚表面では紫外線を吸収し、細胞核のDNA損壊を防ぐ役割がある。

## 毛細血管

血管の壁の細胞間の隙間が大きいため、血液に含まれる水分や栄養素、酸素などと、組織からの二酸化炭素や老廃物を通して交換することができる。

## リン脂質

骨や歯の成分「リン酸」と、「脂質」が結合したものの総称。主に細胞の表面にあって細胞膜を構成するほか、血液中の脂肪を水に溶かすはたらきもある。

## リンパ球

白血球の一種で、T細胞、B細胞、ナチュラルキラー（NK）細胞に分けられ、それぞれ体内の免疫機能に関わっている。

# 索引

## さ

## た



## な

監修 松本佐保姫（まつもと さほひめ） まつもとメディカルクリニック院長

医師・医学博士。東京大学医学部卒。東京大学医学部附属病院・三井記念病院にて、内科医・循環器内科専門医として臨床に携わってきた多くの経験を生かし、2016年まつもとメディカルクリニックを開院。4児の母として子育てに奮闘する現役ママドクター。「ひめ先生」の愛称で親しまれ、地域に根ざした「かかりつけ医」として、一般内科・循環器内科・糖尿病内科・生活習慣病を中心に診療を行っている。

Staff

キャラクターイラスト・マンガ
あらいぴろよ

アートディレクション
石倉ヒロユキ

デザイン
regia（和田美沙季、小池佳代、若月恭子、上條美来）

編集・執筆協力
中村克子、regia（羽鳥明弓）

校正
大道寺ちはる

参考文献

『運動・からだ図解生理学の基本』中島雅美監修（マイナビ）
『［大人のための図鑑］脳と心のしくみ』池谷裕二監修（新星出版社）
『面白いほどよくわかる人体のしくみ』山本真樹監修（日本文芸社）
『カラー図解生理学の基本がわかる事典』石川隆監修（西東社）
『からだのしくみ事典』浅野伍朗監修（成美堂出版）
『からだのしくみと病気がわかる事典』高田明和監修（日本文芸社）
『図解入門よくわかる生理学の基本としくみ』當瀬規嗣著（秀和システム）
『好きになる解剖学』竹内修二著（講談社）
『好きになる生理学』田中越郎著（講談社）
『セラピストなら知っておきたい解剖生理学』野溝明子著（秀和システム）
『全図解からだのしくみ事典』安藤幸夫監修（日本実業出版社）



世界一やさしい！ からだ図鑑

2018年2月15日 初版発行
2018年3月25日 第2刷発行

監修者 松本佐保姫
発行者 富永靖弘
印刷所 公和印刷株式会社

発行所 東京都台東区台東2丁目24 株式会社 新星出版社
〒110－0016 ☎03(3831)0743



ISBN978-4-405-09352-2